HOMEOPATHY BIBLE

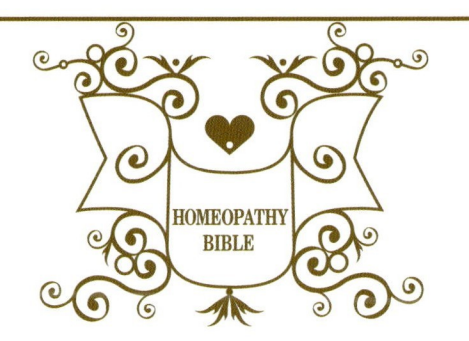

ホメオパシーバイブル

中村 裕恵 著

Homeopathy

Remedies

Vital Force

はじめに

1992年に医師という職業に就きました。現代西洋医療の世界で、体の基本単位である細胞に焦点を当てる医療を担い、患者さんとの治療の日々を過ごしながら、次第に不満足感を覚える生活となりました。

「病気の治療」にはある程度の成果を覚えるようになったのですが、「病人の治療」に対してはなかなか成果が上がっていないと感じるようになったのです。体だけでなく心も一体化している人間の存在に、医療として役に立つ手段として現代医療は物足りず、漠然とした問題意識を抱えながらの医者生活を続けていました。

ある時期、心と体を一体化している生命エネルギーに直接働かせる体系のひとつとしてホメオパシーがある、という情報が私の目の前を行き交うようになりました。それが1996年でした。幸運なことに、同年、ホメオパシーの診療所を開院されていた左近さくら先生と出会うことが叶い、欧米で医療として認知されているホメオパシーの話を直接うかがうことが出来ました。

また、1999年から2000年にかけては英国ロンドン・ホメオパシー病院の研修を受け、ホメオパシー先進国の実態を肌で感じることができました。

同じ頃、日本のホメオパシーのセルフケア愛好家の方々の支援をさせていただ

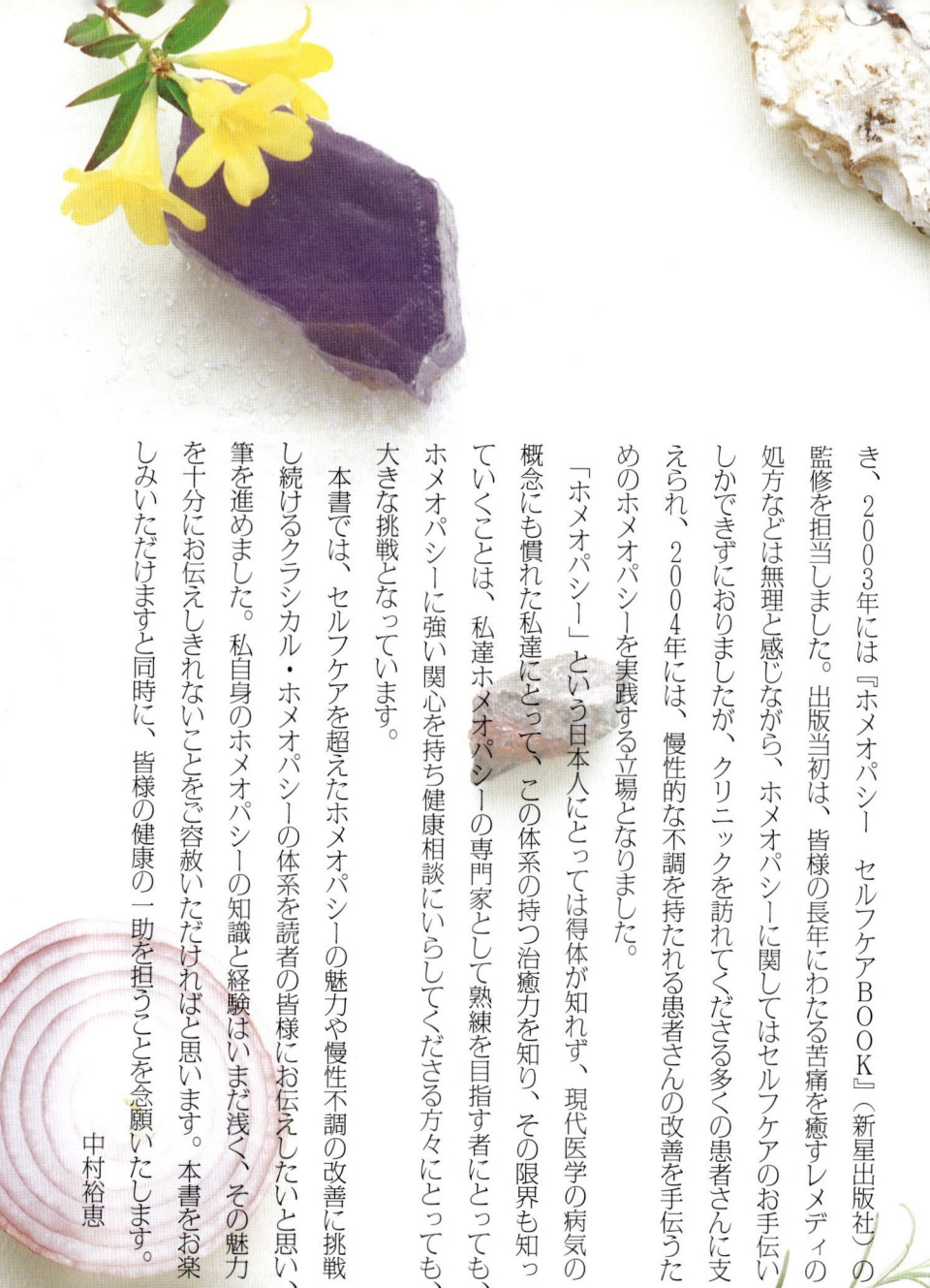

き、2003年には『ホメオパシー セルフケアBOOK』(新星出版社)の監修を担当しました。出版当初は、皆様の長年にわたる苦痛を癒すレメディの処方などは無理と感じながら、ホメオパシーに関してはセルフケアのお手伝いしかできずにおりましたが、クリニックを訪れてくださる多くの患者さんに支えられ、2004年には、慢性的な不調を持たれる患者さんの改善を手伝うためのホメオパシーを実践する立場となりました。

「ホメオパシー」という日本人にとっては得体が知れず、現代医学の病気の概念にも慣れた私達にとって、この体系の持つ治癒力を知り、その限界も知っていくことは、私達ホメオパシーの専門家として熟練を目指す者にとっても、ホメオパシーに強い関心を持ち健康相談にいらしてくださる方々にとっても、大きな挑戦となっています。

本書では、セルフケアを超えたホメオパシーの魅力や慢性不調の改善に挑戦し続けるクラシカル・ホメオパシーの体系を読者の皆様にお伝えしたいと思い、筆を進めました。私自身のホメオパシーの知識と経験はいまだ浅く、その魅力を十分にお伝えしきれないことをご容赦いただければと思います。本書をお楽しみいただけますと同時に、皆様の健康の一助を担うことを念願いたします。

中村裕恵

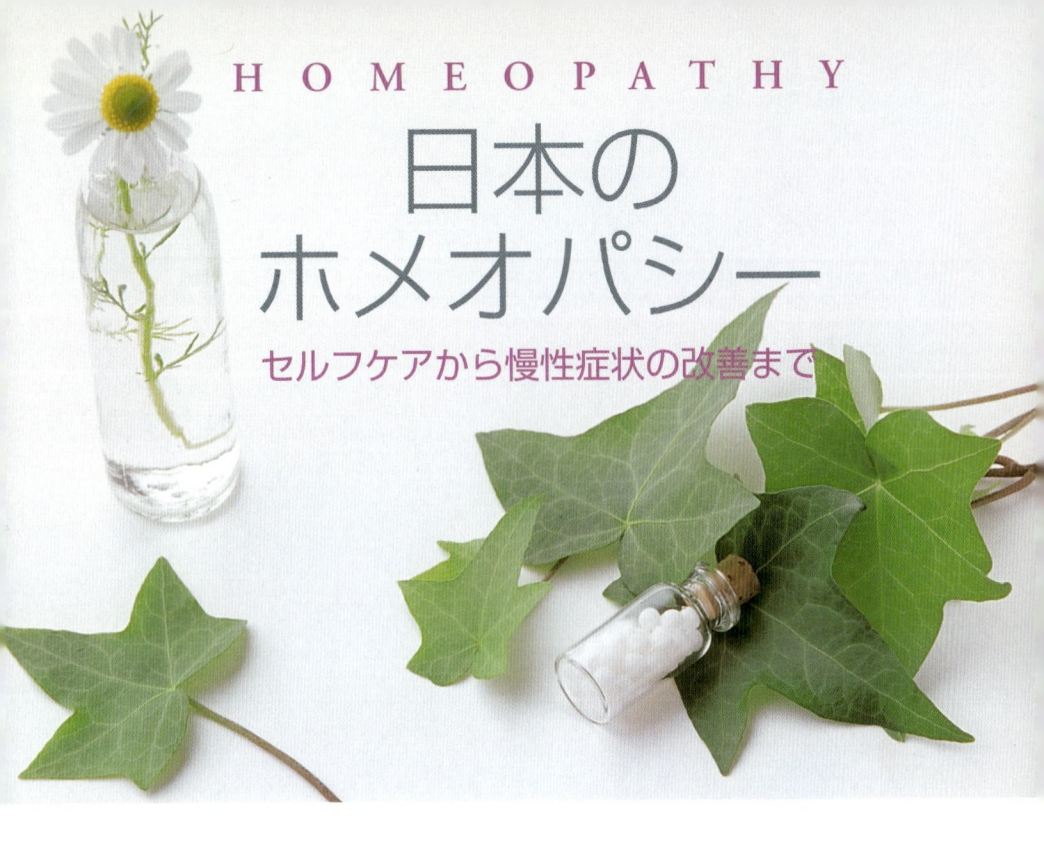

HOMEOPATHY
日本の
ホメオパシー
セルフケアから慢性症状の改善まで

日本でも「ホメオパシー」は着実に広まっています。

セルフケアを支援するショップ（店頭およびインターネット）も増え、レメディの購入先やセルフケアの講座もいろいろと選べるようになってきました。

また、ホメオパシーの知識を持つ薬剤師が、セルフケアの相談をしてくれる薬店も登場しています。その数はまだ少ないですが、薬の専門家によるセルフケアの支援はとても重要なので、今後はもっと広まっていくでしょう。

セルフケアで対応できない場合は、ホメオパシーを学んだ医師やホメオパスなどの専門家に相談し、改善するケースも増えてきています。

このようなセルフケアから慢性症状の改善まで、ホメオパシーを健康管理に活用する流れが日本にもできつつあり、ホメオパシーの適切な利用方法が普及してきました。

日本でダイナミックに展開・発展しつつあるホメオパシーの現状をご紹介します。

日本のホメオパシー

ホメオパシーでセルフケア①
セルフケアの実践とショップ活用

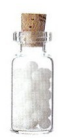

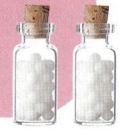

日本でホメオパシーが注目されるようになったのは1990年代。現代医療の限界について、医療を受ける側が考えはじめ、アメリカ・アリゾナ大学で活躍するアンドルー・ワイル博士らが提唱したホリスティック医学の運動に乗った、自然の流れでした。

この10数年で、日本でも日々の健康管理にホメオパシーを取り入れる一般の方々も飛躍的に増えました（6ページ参照）。

このようなセルフケア愛好家の方々を支えたのは、レメディや参考書を販売・紹介し、講座を積極的に開いてきた、自然療法を主に扱うショップ（7ページ参照）です。セルフケアをサポートするショップの展開もインターネットの普及とともに活発化しました。このようなショップの存在は、ホメオパシーの考えやレメディの理解を深めるのに、貢献しています。

セルフケアの注意点

self-care

セルフケアで対応できるのは、腹痛や下痢、発熱、風邪の初期症状、軽い怪我など、普段はない症状が突然あらわれる急性症状のときだけです。詳しくは、別冊「セルフケアのための52のマテリアメディカ＆レパートリー」の1ページを参照してください。

- レメディを必要以上に使いすぎない
- 高いポテンシー（30Cより高いポテンシー）のレメディは、専門家の指導の下で使用する
- レメディの販売元や種類によって摂取方法が異なるので、必ず適切な摂取方法を確認し、使用方法を守る
- 深刻な症状、慢性的な症状、セルフケアで効果がない場合には、自己判断でレメディを使用しないで医師や専門家に相談する

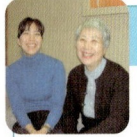

ホメオパシーのお医者さんに家族代々診てもらっています
纐纈（はなぶさ）さんご一家

40年前から日本でホメオパシーを実践していた医師：左近さくら先生（現在は引退されている）を主治医にしていたお母様を持つ纐纈さん。あるとき、薬では治らなかったしつこい喉の痛みが、劇的に改善されたことをご縁に、ご自身や家族のセルフケアにホメオパシーを取り入れている。

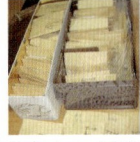

纐纈さんご一家愛用のレメディ

　纐纈さんご一家は、東京女子医専（現在の東京女子医科大学）卒の左近先生が、アメリカ・イギリスでのホメオパシー留学後に都内でクリニックを開業して以来、親子4代に渡ってホメオパシーを使っています。
　一般的によく起きる怪我などの肉体的な症状に、ホメオパシーは大変役に立ちますが、いつもと違う症状や気になることがあるときは、早めに病院で検査する大事さも経験から学ばれました。左近先生が現役だった頃は、家族の急性症状はすぐに先生に相談をして、ホメオパシーの効果や反応をできるだけ細かく記録して報告されたそうです。似かよった症状に同じレメディを使っても、人によって反応が違うのはホメオパシーの難しい点ですが、まずは、穏やかで効果の高いホメオパシーを試す価値も高いと実感されています。

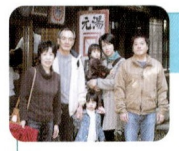

体質も改善され今は一家でホメオパシーを使っています
谷津　直樹さん、美和さんご夫妻

美和さんが第一子を出産後、直樹さんのアレルギーや喘息などの体質改善にホメオパシーの本格的な診療を受けたのをきっかけに、一家でセルフケアにホメオパシーを取り入れている。

　谷津さん一家とホメオパシーとの出合いは横森理香さんの本『横森式おしゃれマタニティ：産後編』（文芸春秋　文春文庫PLUS）でした。育児に手がかかるようになり、痩せていて虚弱体質の直樹さんにもっと元気になってほしい！　と体質改善を本気で考えた美和さんが、ホメオパシーの診療をすすめたのです。診療を続けるうち、美和さんも喜ぶほど直樹さんは元気になりました。今はインターネットでセルフケアキットを購入し、日常的におきる風邪や怪我には、用途別に処方されているコンビネーション・レメディを使われています。子どもは体調の変化がおきやすく、授乳中の赤ちゃんもいるので病院に行くのは大変ですが、ホメオパシーがあると思うと安心するそうです。個々のレメディに関しては、ホメオパシーにはまっている(笑)直樹さんがしっかりと勉強しながら家族の健康を守っています。

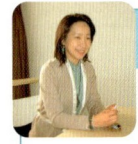

自然療法を学ぶうちにホメオパシーに魅せられました
樋渡　志のぶさん

IFA認定アロマテラピスト、自然療法ライター。リラクゼーションサロン・アンジェ（調布）にてアロマテラピートリートメントを行っている。クラシカル・ホメオパシー専門学校ACH2期生。

　アロマテラピーの学校でホメオパシー医学の存在を知った樋渡さん。人を丸ごとみるホリスティックな治療に興味を持ち、本格的に学ぶうち、自分自身が癒されていなければ、心の安らぎや健康は得られないことを体感されました。急性症状には30C以下のレメディで対処しますが、全体的なケアはホメオパスにみてもらっているそうです。ホメオパシーは、病気に対する考え方が一般的に知られている医学と異なるので、最初は難しく戸惑いましたが、使っていくうちにレメディの効果もわかるようになってきたそうです。

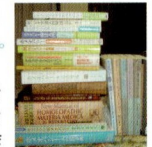

樋渡さんは、ホメオパシーを本格的に学んでいる。写真は、ホメオパシーを学ぶための書籍。

　アコナイトとフラワーエッセンスのレスキューレメディは常に持ち歩いているとのこと。突然の喉の痛みや腹痛、怪我や感情のショックに使うと回復も早く、落ち着いて対処できるのでよさを実感されています。

日本のホメオパシー

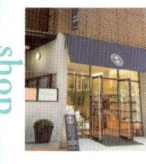

shop

ニールズヤードレメディーズ

本店 〒150-0001東京都渋谷区神宮前5-1-17
グリーンビル　TEL：03-5778-3706
ホームページ：http://www.nealsyard.co.jp/
現在全国に12店舗を展開。ホームページからも、商品を購入できる。

　イギリスに本店があるニールズヤードは、自然療法に関連する製品や自然化粧品を取扱っているハーブショップです。誰もが気軽に自然療法を生活に取り入れられるように、レメディを店頭で手にとって購入できるスタイルを日本でいち早く提供し、スクールや通信教育などの啓蒙活動も行っています。「96年に日本で第一号店を開いた当時に比べると、ホメオパシーの知名度も高まり、特に花粉の季節には、『去年友人に勧められて使ってみたらとてもよかったので、今年は自分で買いに来ました』、というように既にホメオパシーのよさを体感しているリピートのお客様が多くなってきました」（広報・倉園さん）。店内には、自由に閲覧できる本を豊富に揃え、セルフケア用に自分で選ぶことができます。他にも自然化粧品やアロマセラピー、フラワーエッセンスの商品が豊富で、セルフケアに使いたいアイテムが揃っており、眺めているだけでも楽しくなるお店です。

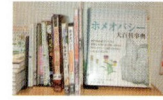

店内にはセルフケアの情報を得るために閲覧できる本が並べられている（上）。セルフケア用の書籍の購入も可能（右）。

セルフケアのためのスクール（左）や通信教育などのカリキュラムも充実している。毎年人気が高まり、より実践的な内容を学べる応用クラスも2007年6月より開校。スクールでは、レメディ紹介とケースディスカッションを行う（右写真は教材一部）。

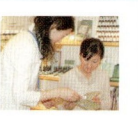

症状に当てはまるレメディを本で調べて自分で選んだ後、セルフケアの使い方や注意点などをショップの店員さんに質問することもできる。

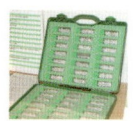

お店にディスプレイされている英国エインズワース社のホメオパシーホームセット。その他、レメディは単品でも購入できる。

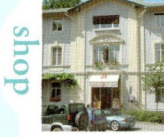

shop

マリエン薬局（インターネットショップ）

ドイツバイエルン州プリーン市に本店（左）がある。マリエン薬局の日本語のホームページ（PC／携帯共通）：http://www.marienremedy.com/から、ホメオパシーのレメディ他、ドイツのメディカルハーブも購入できる。

　ロマンチック街道で知られる南ドイツバイエルン州に本拠地をおく自然療法ショップのマリエン薬局は、使いやすいセルフケア用の低ポテンシーのレメディを扱っています。ホームページでは日本語・日本円で個人輸入の買い物ができ、品質の高い手作りレメディが1～2週間前後で入手できます。妊婦さんの出産・産後のケアや授乳中に使えるシリーズの他、メディカルハーブや化粧品など、セルフケアに積極的に使いたい商品も豊富。マリエン薬局が独自にブレンドしたコンビネーション・レメディはレメディウムとよばれ、風邪用、喉用、免疫力対策用など、症状別になっていてとても使いやすいと評判です。専用のレザーケースに入った携帯用レメディウムセットやシングルレメディの基本セットは、日本での使用数も年々増えており、いざというとき自分や家族の健康回復に活用している人々が口コミで広がっています。一般の方はもちろん、女優や著名モデルなども愛用しており、毎月のユーザーインタビューはホームページの人気コンテンツのひとつです。そうした愛用者の声に応えて、現在セルフケアの通信講座の開講も準備中。

注意）ドイツのホメオパシーやメディカルハーブは医薬品です。個人輸入した医薬品は、自己使用が原則になります。

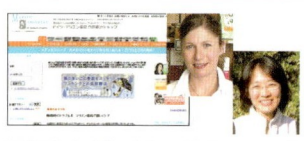

目的別にナビゲートしてくれるマリエン薬局の日本語のホームページ。購入者による意見や感想が気軽に投稿・閲覧でき、ホメオパシーの初心者や、子育て中のお母さんたちによる情報交換の場としても活用できる（上・左）。薬局長ロイター薬学博士も認める、女性薬剤師兼自然療法師のモニカ・ミュラーさんのQAやメルマガも人気（上・中央）。ホメオパシー誕生の地でもある自然療法が盛んなドイツの旬情報は、ドイツ在住で、日本語サイト店長のRieさんのブログで確認できる（上・右）。

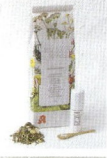

免疫力の向上だけではなく、花粉症、ダイエットや禁煙、アトピーなど生活習慣の改善にもホメオパシーは使われている。左上写真は、ナチュラル禁煙トライアルセット。

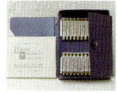

病気用（救急箱）キット。レメディ23種と日本語の使用説明ハンドブック付（左・中）一生大切に使いたい革のケースには、突然の症状に手軽に使えるレメディキットが揃っている。乳幼児にも安心して使える低ポテンシーの処方も、マリエン薬局ならでは（左・下）。

7

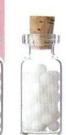

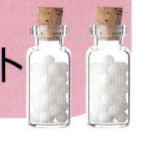

ホメオパシーでセルフケア②
薬の専門家・薬剤師がセルフケアをサポート

医療従事者の中で、医師がホメオパシーを学び、医療に取り入れるケースが増えているように、薬の専門家である薬剤師がホメオパシーや自然療法を学び、一歩すすんだセルフケアの活用を支援する動きも出てきています。

読者の方の中にも、セルフケアのキットを購入したもののどうやって使ってよいかわからない、セルフケアの範囲がわからないといった疑問や悩みを持っている方がいらっしゃるのではないかと思います。そのようなセルフケアの具体的な悩みの相談・サポートを、ホメオパシーを学んだ薬剤師が、薬の専門家としてアドバイスする役割を担うということは、とても大きな意味があります。

また、薬剤師が具体的な相談を受ける中で、セルフケアでは対応できないと判断した場合は、医師や専門家に紹介する体制を作るのも、それぞれの薬剤師の課題になると思います。

ホメオパシーがセルフケアから慢性症状の改善まで、広く人々の健康に役立ち、安全に普及するためにも、ホメオパシーを学んだ多くの薬剤師の登場と活躍の場の広がりを期待しています。

ホメオパシーMAP
ホメオパシーと上手につき合うために！

セルフケア

ショップ
セルフケアを実践するためのレメディやセルフケアのための本の販売、講座の開設を通して、ホメオパシーを上手に活用するための情報を提供。その他、セルフケア愛好家同士の情報交換や自然療法全般の情報収集の場としても。

ホメオパシーの専門家
（医師　ホメオパス）
一定以上の期間持続した症状や繰り返す不調に、診察や相談を行う。
現代西洋医療をはじめ、代替・補完医療との連携・スーパーバイザーからのサポートを得ながら、治癒に導く。

薬店・薬剤師
薬の専門家として、レメディの選択やセルフケアの方法をアドバイス。セルフケアを超えるような症状の方などには、医師・ホメオパスの紹介も。その他、レメディや参考書の販売、講座の開設も。

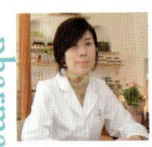

スピリファ自由が丘

東京都世田谷区奥沢7-10-15　TEL03-5758-0093
http://www.spiripha.co.jp/

自由が丘の閑静な住宅地にある、女性のための薬店「スピリファ」。ホメオパシーを専門的に学んだ薬剤師さんが、セルフケアに使うホメオパシー・漢方・健康食品・フラワーエッセンスの相談に応じている。

スピリファ代表　薬剤師
青戸由紀子さん

スピリファでは、私たち薬剤師がホメオパシーのレメディを取り扱い、使い方をアドバイスしています。ホメオパシーは、10年前に比べると言葉も浸透し学校も増えましたが、セルフケアキットを購入したものの使い方がわからない方や、近年、現代西洋医療の医薬品と同じように朝昼晩飲み続けている、という間違った利用方法も増えています。私たちは、レメディをとる目的とセルフケアで対応できることを明確にし、慢性病のケースや必要がある場合は、信頼できる医師に紹介しています。

現代西洋医療の薬を飲み続けて悪化するケースもよく見受けられます。患者さんの中には、風邪薬や頭痛薬、ステロイド剤を使うのは嫌だという方や、常用している医薬品を減らしたい、という方が増えていますが、このような状況の中でホメオパシーを紹介できるのはうれしいことです。妊婦さんや赤ちゃんも安心して使えるホメオパシーの可能性は、案外広いのです。私自身は、薬剤師になってから、精神や感情を抜きに薬だけで人間の病気に働きかけることは難しいと考えるようになりました。私たちは、ここを訪れてくれたひとり一人に、自分自身の心と向き合うことの重要性を体感し実践するお手伝いをしています。無理をせず、あるがままの自然体でいられる場所として、一生おつきあいできるかかりつけの薬店として気軽に利用してもらえるよう誠実に対応していきたいです。

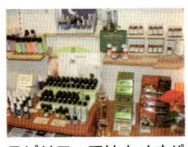

スピリファではホメオパシーのレメディキットをはじめ、フラワーエッセンスも取り扱っている。

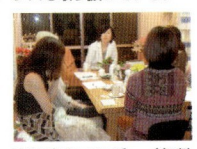

青い鳥のメンバー（無料の会員制）の勉強会では、ホメオパシーをはじめとする代替医療や、自然治癒力を高めるワークッショップが開催されている

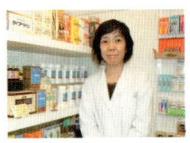

漢方の相談は、薬剤師の山田さんに。

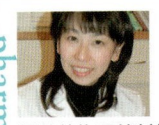

統合医療ビレッジ内薬店　ドラッグ・ナチュア

統合医療ビレッジ（12ページ）のドラッグ・ナチュアでは、国内外で医師とともにホメオパシーを学んだ薬剤師さんが、セルフケアに使うホメオパシー、フラワーエッセンス、アロマセラピー、メディカル・ハーブの相談に応じている。

酒井美佐子薬剤部長

ホメオパシーに関する相談を私たち薬剤師が受ける場合は、患者さんと30分前後の簡単なカウンセリングを行いながら、セルフケアで使うレメディや一般的な使い方を指導しています。お話をうかがう中で、セルフケアの範囲を超えている場合や本格的な問診が必要だと思われる場合は、当施設に併設されているクリニックの専門医師に紹介しています。

セルフケアでまず試してみたい方には、5回分のレメディをお渡ししています。レメディの反応や効果について、必ず1週間後に確認しています。反応が思わしくなかったり、限界を感じた場合、本格的なホメオパシーの診療を始める方も多いです。気になる症状があるときに、すぐに専門家である医師に相談できるので、私自身も安心して患者さんの相談に乗ることができます。

ホメオパシーは、家庭のちょっとしたアクシデントや家族の健康が維持できるのでとても便利です。ただ、セルフケアの範囲を超えた慢性病や精神的な症状に対して、自分で何とかできると思い込んでいる方も多くいることには危機感を覚えます。というのは、適切な治療を受ければ、速やかに治癒する例でも、抱え込んでしまうことで悪化する危険があるからです。有益なホメオパシーの発展のために、今後は統合医療の一環として啓蒙活動にも取り組んでいく予定です。

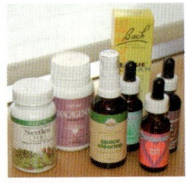

薬剤師によるカウンセリングは、約30分間。あらかじめ、電話で予約が必要。

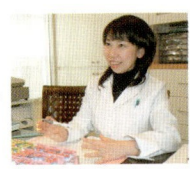

薬剤師である酒井さんの専門は、食事や栄養、漢方やハーブなどのサプリメント。CAMのナチュラルメレメディだけではなく、今飲んでいる薬などの相談にも応じてくれる。

専門家によるアプローチ

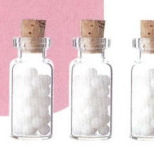

セルフケアの取り組み方をご紹介してきましたが、ホメオパシーの専門家による方法や効果は、セルフケアとは異なります。日常よくみられる急性症状とは違う、激しい症状を伴うような急性症状、長い期間続いている慢性症状や体質改善、深刻だったり長く続くような心の問題は、トレーニングをうけた専門家が受け持つことで、改善に導かれます。

現在日本では、医師の資格を持たないホメオパスとホメオパシーを学んだ医師が活動しています。いずれにしても、専門の教育機関で学び、しっかりとした理論と知識を身につけ、認定された専門家にみてもらうことが大切です。

注意していただきたいのは、ホメオパシーは医療としては認められていないため（レメディは医薬品としても認められていません）、医師がホメオパシーを医療に取り入れる場合は、多くは自由診療となることです。

ホメオパシーのレメディが患者さんの全体像に合致したうえで投与されると、症状の改善が長期間持続するだけでなく、体と心を含めた、全体的な健康状態がよくなり、患者さんそのものが元気になるケースに多く出合います。具体的には、今まで風邪を引きやすかった、花粉症の症状がつらかった、職場にいる上司に持っていた嫌悪感がなくなった、といった主訴以外の不調を感じにくくなるという思わぬ効果がでることもあり、まさに心も体も根本から健康になるという変化です。これは、欧米においてホメオパシーはホリスティック医療の中心的存在であるとも言われるゆえんでもあり、すばらしさでもあります。

患者さんの健康状態と治療方針を判断できるホメオパシーの専門家を選ぶのも大事なポイントです。

また、現代西洋医学の薬を長い期間使っている場合や複雑な慢性疾患の場合も、急に薬をやめてホメオパシーのレメディだけに切替えることは、場合により危険な状態に陥ります。

医療の第一の目的は、患者さんの苦痛を最小限にとどめ、治癒に導くことです。専門家として活動するには、現代西洋医療をはじめ、鍼灸・漢方・手技療法・心理療法・代替療法などの各種医療の専門家と協力し合いながら連携したり、経験豊富なスーパーバイザーを持つことなどが、今後ますます求められると思います。

ですが、ご本人がホメオパシーを希望していても、相談したい不

日本のホメオパシー

Homeopath

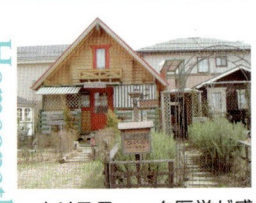

ナチュラルネイチャーホリスティックカレッジジャパン

〒100-0014　東京都千代田区永田町2-10-2　永田町TBRビルUCF-201　TEL：03-5510-1196
併設クリニック：ホリスティックヴィレッジサンクチュアリ
〒950-2264　新潟県新潟市西区みずき野1-10-32　TEL：025-239-0211
http://plaza.rakuten.co.jp/sanctuary2005/
※ホメオパシーに関するお問い合わせは、080-6581-6949まで

ホリスティック医学が盛んな海外基準のシステムを取り入れ、医師や歯科医を含むさまざまな専門分野を持つ治療家が連携をとりながら、患者の治療にあたっているホリスティックヴィレッジサンクチュアリ。

緑豊かな自然に囲まれたサンクチュアリでは、クライアントが治療の主役となり、自らの自己責任で選択していく医療を提案し、本人の自然治癒力が何らかの働きかけによって活発になり癒されていくという、ホリスティックな医学思想を取り入れ、統合医療を実践しています。

また、ナチュラルネイチャーホリスティックカレッジジャパン（http://naturalnature-holistic-college.jp/）を立ち上げ、臨床経験が豊富な講師が活動しています。

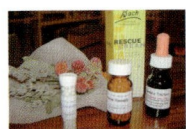

ショップで取り扱っているホメオパシーのレメディはニュージーランド産。レメディの他、アロマテラピーやオーガニック商品、地元で取れたドライハーブを手にとって楽しめる。

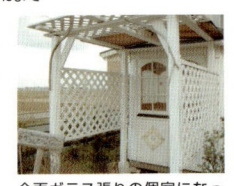

全面ガラス張りの個室になっているホメオパシーのカウンセリングルーム。自然光が降り注ぐ明るい部屋は開放感にあふれている。統合医療を実践しているサンクチュアリでは、整体・スウェディッシュ・アロマテラピーなどの手技療法の他、心理療法やオーラソーマを受けることができる。

ホメオパス
森本千佳さん

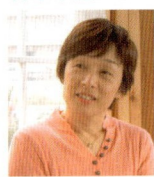

ホメオパシーだけでなく、ホリスティックな視点で整体をはじめとする各種手技療法、食事療法、心理療法など他の自然療法の考えを学び、医師や歯科医とも連携をとりながらケアに取り組んでいます。その中で、私はホメオパシーを専門に取り組んでいますが、全ての方にホメオパシーで対応しているわけではありません。症状によっては検査が必要ですし、他の治療家をご紹介することもあります。人をみて適切なレメディを紹介するホメオパスとして、自分が対応できる範囲を知っておくのは、プロとして当たり前のことです。

私はオーストラリアのネイチャーケアカレッジで3年間学びましたが、代替療法としてホメオパシーが普及している国には、ガイドラインがきちんとあります。例えば、がん、白血病、統合失調症、てんかん、糖尿病、多発性硬化症、エイズの7大疾患は、ホメオパシー単独で取り組むことは禁止されています。ホメオパシーの相談料は決して安くないですし、患者さんの負担を考え、ハーネマン著『オルガノン』§2の「速やかに、穏やかに、持続的に、健康を回復させる」ことを第一の指針にしています。できるだけ短期間で治癒に導くことは、ホメオパスとしての誇りでもあります。

このような統合医療を実践できるのは、一人に対しひとつの医療だけで自然治癒を促すことはできないと理解している医師、歯科医、治療家、気功家、主婦、学生などホリスティック医療を実践している仲間で構成されているワールド・ホリスティック・アソシエーションのつながりのおかげです。私たちが実践していることや学んできたことに共感してくれるセラピストが一人でも増えれば、ホリスティック医学の普及に繋がると考え、教育部門も設置しました。私はホメオパシーを担当していますが、ホメオパシー医療も、ひとつの道具に過ぎないと思っています。患者さんが主体となって医療の選択を自ら行ってもらうためには、ホメオパシーのメリットだけではなくデメリットもきちんと伝え、健康回復に役立つ実践的でニュートラルなホメオパシーを普及していきたいです

統合医療ビレッジ

東京都千代田区六番町6-5　6番町アンドロイドビル
TEL03-3222-1055
https://im-village.com/

Medical Doctor

統合医療ビレッジは、ワイル博士（5ページ参照）がホリスティック医療のアイデアから打ち立てた統合医療（＊）の概念に感銘を受けた3名の医師（理事長・星野泰三医師、山本竜隆医師、中村裕恵）が中心となり日本初の統合医療を実践する病院として2003年7月に誕生。保健医療を提供するクリニックと自由診療でCAM（Complementary & Alternative Medicine：補完代替療法）や免疫療法を提供するクリニックモールとして、個々人の症状に合わせたオーダーメイド医療を行い、統合医療を実践している。

ホメオパシーに関しては、診療部門を担う医師と、処方や日常よく遭遇する風邪や怪我でのレメディの使用の相談を担う薬剤師との連携（9ページ参照）やスーパーバイザーシステムの導入（13ページ）など充実している。統合医療ビレッジに勤務し、ホメオパシーの相談や処方に携わる医師・薬剤師は、学会での研修・発表も継続して行っている。

＊）統合医療　多くの医療の長所を活用して提供することが最善の医療であるという考え。アリゾナ大学に設立されている統合医療プログラムが世界の医師に向かって発信され、日本人第一号として山本竜隆医師が卒業した）

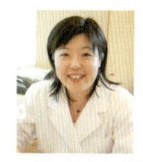

統合医療ビレッジグループ
自然療法部門センター長
医師　中村裕恵

私は統合医療ビレッジで、ホメオパシーを中心としたCAMを提供する医師として活動しています。全国から患者さんが来院し、患者層は妊婦・赤ちゃんから高齢者まで、疾患も自律神経失調症や肩こりから、がんや膠原病といった難病まで、幅広い相談内容です。

ホメオパシーは、利用したいCAMのベスト3の療法として当院でも人気がありますが、開院当初は、日本での臨床成績が定かではない聞きなれない療法に、医療スタッフは懐疑的でした。しかし、改善された患者さんからの感謝の声や、ホメオパシーで治癒された患者さんからの紹介も後を絶たず、院内でのホメオパシーに対する信頼は、時間の経過とともに自然に育まれました。

ホメオパシーに期待する患者さんの悩みは多様です。統合医療の計画を立てるための初診でホメオパシーの処方が短時間で決まる方もいらっしゃいますが、ほとんどは、後日改めて、約2時間にわたる問診（当院では、ホメオパシー分析外来と命名）を経て、レメディの処方が決まります。

難病や多量の現代西洋医学の薬物の影響で病気が複雑化している場合は、クラシカル・ホメオパシーから派生したティシュソルトやコンビネーションレメディを現代医療の診断に則って処方すると、肉体の改善が早く起こることがあります。

また、複雑化・深刻化した感情面の問題にはフラワーエッセンスを処方することで、数日で厳しい状態から脱出できたり、漢方や西洋ハーブを体質に合わせて処方することで、苦しかった日々から早く解放されたりする場合も多くあります。そのため、ホメオパシーを含めた自然療法の治療計画を立てる「ナチュラル・レメディ療法」はクリニックのメニューのなかでも人気です。

最近では、ホメオパシー臨床の研修を希望する医師や医学生からの要請もあり、ホメオパシー研修のカリキュラム作成に取りかかり始めています。

私が1996年に研修を始めたとき、ホメオパシーの臨床力を上げるための手段は、海外の専門家のいる現地に赴くことでした。国民の医療によせる期待に出来る限り応えるためにも、ホメオパシーの臨床が、国内でも適切に普及するような取り組みを真剣に進めるべきだと思います。

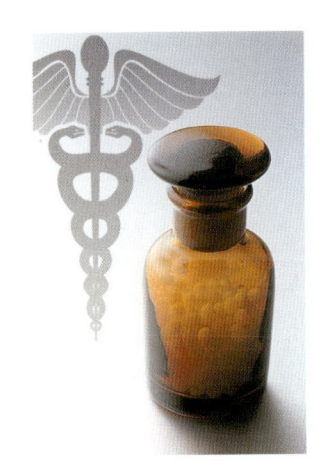

スーパーバイザーの必要性

日本のホメオパシー臨床は、近年、やっと日本人の医師やホメオパスが育成され活躍が目立つようになりましたが、まだまだエキスパートと呼ばれるほどの腕前がついていないのが現状です。

統合医療ビレッジでは、既にホメオパシーが医学として根付いている海外のエキスパートに、スーパーバイザーとして参加してもらうことで、よりよいホメオパシーの処方と成績に貢献するためのシステムが整いつつあります。

スーパーバイザーの役割

統合医療ビレッジ　スーパーバイザー
（ホメオパシーカウンセリング）
医師　スタン・イエスミヤッカさん

アムステル大学医学部卒業後、鍼灸、ホメオパシーを学び、オランダにてホメオパシーのクリニックを開業。現在は診療とホメオパシー専門医教育機関で指導する他、日本、イギリスにて、医師を対象にホメオパシーの指導を行っている。

　スーパーバイザーの役割は、ホメオパシーの診察におけるアドバイスを行うことです。現在では、スーパーバイザーはホメオパシー医学に不可欠なものになってきています。ホメオパシー医学は歴史と伝統があり、誰もが簡単に独自に行える医学ではないからです。日本でも優秀な医師が育ちつつあり、これからは重要な医学のひとつとして根付いていくでしょう。私も、20年近く医師としてホメオパシーを実践してきましたが、この経験を活かして日本の医療に役立つよう最善を尽くしたいと思っています。

　生身の人間をみるホメオパシー医学では、とにかく多くの患者さんをみることです。海外ではホメオパシーの学生は実習の一環として実践を行っています。先生や同僚が見守る中、自分で実際に患者さんの診療を行い、先生がその診療の内容についてアドバイスするスタイルが主流です。スーパーバイザーである先生の診療を見学し、目の前で学ぶ授業内容もあります。

　日本の医師たちも、熱心にホメオパシーの勉強と臨床を行っていますが、まだ経験も浅く、このようなスーパーバイザーによるアドバイスは必要です。そのため、私が定期的に来日し、難しい患者さんのケースや、解決が困難なケースについてアドバイスしています。

　私自身も独りよがりな思い込みに走らないために、時折同僚にスーパーバイズしてもらうこともありますし、他のホメオパスの診療をみるために勉強会に参加しています。

　来日する度に実感するのは、ホメオパシー医学は、日本人の生まれつき持っている「自然の中に身を置き、自然の中に世界観を見出す感性」と通じる部分が多いことです。美しい四季を、肌身で感じながら自然と共存してきた日本人には、人間が自然の一部であり全ては繋がっているという感覚が、生まれつき備わっています。私たち西洋人は、解剖学が得意な医学に代表されるように、人間の体をひとつひとつ部品化して、個別に問題があると考えてきたので、全体性を捉えづらいという文化の違いがあります。

　ホメオパシーは、その人の全体性の中に自然治癒力を見出す医学なので、日本人には馴染みやすい医学だと思います。21世紀は、感性の敏感な日本人が、ホメオパシーを発展させる担い手になってくれるのではないかと感じています。

レメディの品質

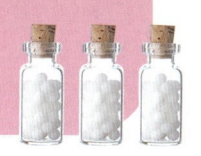

ホメオパシーで使用するレメディの多くは、地球に存在する動物・植物・鉱物を中心とした自然界の物質です。そのため、地球の環境の悪化による影響を受けてしまう、ということもこのところ問題になってきています。

レメディの品質の維持は、ホメオパシーの発展にとって、間違いなく重要な課題です。品質のよいレメディがなければ、たとえ正しいレメディの選択をしたとしても、十分な効果が出ない可能性があるからです。

日本にはレメディを製造する企業がないので、海外からの供給に頼るしかありません。ホメオパシーの専門家は、品質のよいレメディを患者さんに提供するという役割も担っているので、海外との密な情報交換ができるネットワークを作っていくことも今後の大きな課題のひとつになるでしょう。

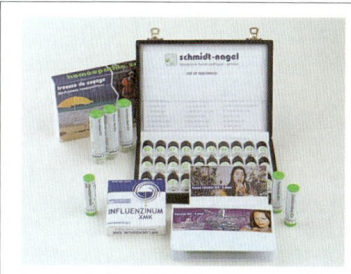

シュミット・ナーゲル社のレメディ。レメディの購入は、日本向けホームページから。
(http://www.homeopan.com)

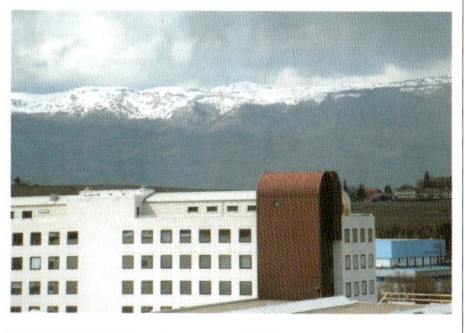

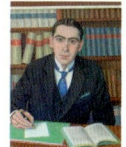

シュミット・ナーゲル社
スイスのジュネーブを本拠地とするシュミット・ナーゲル社。自然環境のよい場所から調達した原材料を使い、環境にも配慮した企業活動を行っている同社のレメディは、EC諸国でもトップクラスの品質を誇ると言われている。

創始者のピエール・シュミットさん。

レメディは、衛生的で管理の行き届いた環境で製造されている（左）。レメディの保管棚。レメディごとに保管されている（右）。

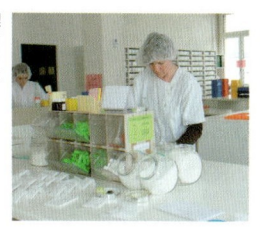

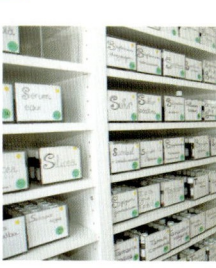

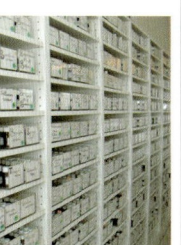

HOMEOPATHY

ホメオパシーを理解するために

ホメオパシーの基礎から症例集まで

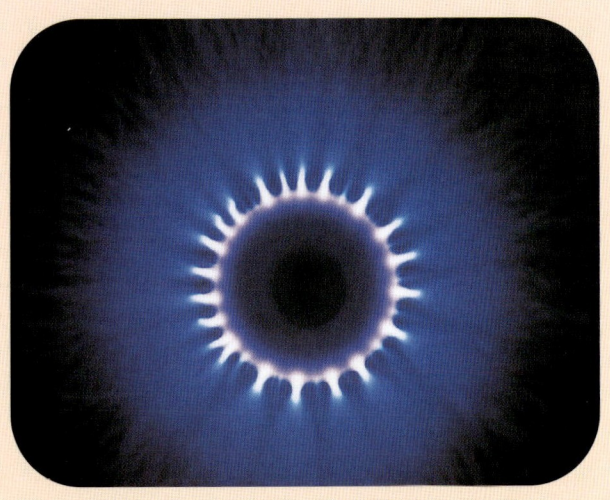

上の写真は、フォスフォラスのレメディ（200C）のカラーキルリアンです。外側に向かって、エネルギーが放射されている様子がきれいに写っています。（写真提供：シュミット・ナーゲル社）

HOMEOPATHY

ホメオパシーとは

ホメオパシーは、1796年に、ドイツ人医師のサミュエル・ハーネマンによって体系づけられた治療法です。「類似の法則」、「極微量投与の法則」、「治癒の法則」などの基本原理にそって、レメディと呼ばれる薬を使い、心身のさまざまな病気や不調に対応します。ギリシャ語の「ホメオ（類似の・同種の）」と「パソス（病気・苦しみ）」をあわせて名づけられました。

第一の「類似の法則」は、名前の由来のとおり最も重要な原理です。健康な人に特定の症状を引き起こす物質は、病人の同じ症状を治すことができる、すなわち「類をもって類を癒す」という考えです。第二の「極微量投与の法則」とは、非常に希釈した物質をレメディとして使うことです。ハーネマンは、実験によって希釈しない物質を投与すると薬剤の副作用が起こることを知りました。希釈と振とうを繰り返すことで薬の物質的作用を薄めていき、尺度（ポテンシー）を高めるほど、つまり物質が極微量であるほど、患者さんの自然治癒力を高めることを発見したのです。第三の「治癒の法則」は、病気が治癒に向かう際に起きる反応のことです。例えば、喘息などの呼吸器の問題が改善された代わりに、皮膚に湿疹などが出ても、ご本人の体力や気力に改善が認められる場合、治癒は促され毒素が皮膚に現れていると考えるので、経過を観察します。

ホメオパシーでは、症状を病気ではなく、自然治癒力のバランスの乱れと考えます。調和をとり戻すには、人間の精神・感情・身体を一個人としてとらえ、ストレス、病歴、生活習慣、思考の傾向やその人を取巻く環境など全てをみるホリスティックなアプローチが必要です。

ホメオパシーの原理原則、自然の法則に素直に耳を傾けたとき、本来の自然治癒力が最大限に活かされ、自ずと病気が治癒されていくのです。

病気になるのはいつ？

誰もが一度は体験したことがあると考えられる一般的な症状としては、発熱や風邪、インフルエンザ、下痢、頭痛、腹痛、だるさ、鼻水、事故や不注意による怪我が挙げられるかと思います。私たちは、このような不快感を伴う症状に対し、肉体の苦痛だけでなく「体調が悪い」、「違和感がある」、という全般的な感覚を実感し、医師の診断の有無にかかわらず、病気になったと自覚するのです。

人間を、体の器官に分けて細胞レベルでみるだけではなく、感情や心理、そして、個々の生活習慣や取り巻く環境、ストレスを含めた全体をみるホリスティック医学の考え方は、現代西洋医療の細胞を中心に部分だけをみて診断と治療を行う医学の限界を再認識させてくれました。

今日では、QOL（Quality of Life）という言葉に表されるように、ただ病気を治療するのではなく、生活の質、人生の質を向上させる生き方をサポートすることが、医療に携わる者の間でも、最も重要な治療と考えられるようになってきました。

私たち人間は、病気になるとしばしば医師や医療機関のお世話になりますが、そもそも病気、または健康とはどのような状態なのか考えてみましょう。

ホメオパシーと現代西洋医療との病気に対する考え方の違い

これらの症状は、快適さを損なう厄介な症状ですし、実際に患っている本人にとっては、一刻を争う辛い状態ですが、ホメオパシーと現代西洋医療では、症状を捉えていく考え方が異なります。

ホメオパシーでは、体の中にあるアンバランスを整えるための自己防衛反応の現れが症状であると考えます。一方、現代西洋医療では、外界からの影響による結果として症状が現れていると考えます。このように、症状に対するとらえ方に違いはありますが、患者さんの不快な症状をとりのぞく、という目的は、ホメオパシーも現代西洋医療も同じということです。

目の前に苦しんでいる患者さんがいれば、自分の持っている限りの知識と技術を提供して、治癒を促すのが医療に携わる者の仕事です。ただ、それぞれの治療方法によってアプローチの仕方や病気のとらえ方が大きく異なるので、相対しているように見えることから誤解が生じることがあります。

例えば、現代西洋医療の現場で、医師は、患者さんに病名をつけて診断をくだしますが、ホメオパシーでは、基

HOMEOPATHY

本的に病名は一切つけません。私たちは、病名がないという概念に馴染がないので、ホメオパシーを理解する際にも混乱が生じやすいのですが、人間をホリスティックに診るホメオパシーでは、病名よりも病人の表す症状全体に重きを置きます。

よくある例としては、現代西洋医療の医師は、患者さんに病名をつけることができなければ、病気ではないと診断し診察を終えます。病院にある先端技術を使った検査の結果がどこも悪くなくなければ、患者さんが自分の不調をどんなに訴えても、「どこも悪くないです。大丈夫、心配いりません。あえて診断をくだすなら、自律神経失調症でしょう……」と伝え、定期的な検査の他に患者さんが希望するような治癒に向かう治療は施されません。

それに対し、ホメオパシーでは、病名は患者さんの情報として考慮します

が、病名ではなく病人であるその人に一時的にはよくなったようにみえても、合うレメディ（薬）を探すので、治療は、その時点で始まります。

薬について考える

心身ともに毎日を快適に過ごすことは、健康に対する万人の願いでしょう。更なる願いは、最小限の薬の助けのみで、心身に訪れた不快な症状を簡単に短期間に自己調整できてしまう力を維持できることだと思います。

今日では、医師の間でも、安易に薬を摂ることへの警告がなされています。高熱が長時間続く、体力を消耗する下痢と嘔吐が何時間も続く、といった急性で重篤な症状でない限り、薬を摂る前に、体調や具合をよく観察し、自己治癒を早く促すことが大事であると理解し始めました。

薬をむやみに摂ることの危険性は、副作用だけではありません。薬は、症

状をおさえ込んでしまう可能性もあり、さらに重要な臓器に潜伏していき病気自体も潜んでしまうことがあります。病状が隠れてしまったり、薬などの影響で本来の症状が人工的に変化してしまったりすると、ホメオパシーや現代西洋医療、または他の医療であっても、診察の際に本当の原因や症状を見抜くことが難しくなるので、適切な治療を施せず、治癒が妨げられてしまいます。

ホメオパシーは副作用のない薬だと思っている読者の方には意外に感じるかもしれませんが、現代西洋医療で使う薬に限らず、合っていないレメディや、多種類のレメディを頻繁に摂れば同じことが起こります。

健康と医療

私たちは、「病気になったら病院に行けばいい」と考えますが、実際には病院に行くよりもずっと前に、何らかの不調や違和感を感じとっています。現代西洋医療で病気であると診断される前の、ちょっとした違和感や不調に効果を発揮するのは、ホメオパシーの得意分野でもあります。従って、「自分の体や心のサイン」を客観的にみることが大事です。

それらのサインは、生活の乱れ、食生活の偏り、ストレス負荷などのライフスタイルの見直しが必要であるといわれるように、予防に勝る治療はありませんが、もし病気になっても、早期発見と適切な治療が叶えば、回復の見込みも早くなります。ホメオパシーでは、肉体だけでなく、感情や心理の不調も考慮します。

ギリシャの著名なホメオパスであるジョージ・ヴィソルカス氏（26ページ参照）は、「健康とは、身体面では苦痛から解放された状態をいい、感情面では情熱から解放され躍動的な平静さを保つことであり、精神面では利己心から解放され真実と一体になった状態をいう。」(『サイエンス・オブ・ホメオパシー（上）』）と述べています。

患者さん個々人の情緒や観念に注目し、それ自体も考慮するのがホメオパシーの特徴です。身体・感情・心理の全てがバランスよく調和し統合され、束縛のない自由な状態が真の意味での健康と考えます。

健康を維持するためには、昔からいわれるように、予防に勝る治療はありませんが、もし病気になっても、早期発見と適切な治療が叶えば、回復の見込みも早くなります。

得意分野の違う医学が、お互いの専門分野を活かし、補い合いながら発展していけば、より快適な医療体制が期待できるでしょう。現代社会が抱える医療不信の解決にもつながり、いつ病院へ行き、何を相談するべきかがはっきりします。

※1 QOL（クオリティ・オブ・ライフ）
広義のQOLは人生の質とも訳され、この場合のQOLの向上とは患者のみならず市民の健康増進を図ることを意味する。
狭義のQOLは生活の質とも訳され、この場合のQOLの向上とは患者の日常生活をどれだけ苦痛の少ないものにするかという意味で用いられる。

※2 自己防衛反応
人間には、環境の変化に応じて、体内のバランスを保とうとするホメオスタシス（恒常性）と呼ばれるシステムがある。体内のこのホメオスタシスを保つために、体内の神経系、内分泌系、免疫系が連携をとり常に機能している。これらの反応を自己防衛反応と呼ぶ。

ホメオパシーを理解するために

Remedies
レメディとは

ホメオパシーで使う薬は、レメディと呼ばれています。本来薬は、再び【Re】＋中央に戻ること【medy】を意味し、元の状態（元気）になるために摂るものです。ホメオパシーのレメディも同様で、患者さんの自然治癒力を高めることで、健康回復を促します。

一般に知られている薬と違う点は、第一章で詳しく説明しますが、「類似の法則」に基づいて「極微量投与の法則」に基づいて作られていることです。原料から抽出した母液（マザーティンクチャー）を、アルコールと水の混合液で薄めて振る工程を繰り返し、極微量にまで薄めた超希釈物質がレメディになります。この工程は、ポテンタイゼーションと呼ばれ、ホメオパシーのレメディの特徴でもあります。ハーネマンは、ポテンタイゼーションについて、「天然物質の中にあるそれまで眠るように隠されていた潜在的な、動的な力を発展さ

せる」（『オルガノン』§269）と言っています。レメディの効果は、フランスの科学者ベンベニスト博士による実験（99ページ参照）により化学的に証明されており、「水が情報を記憶する」という仮説は、ホメオパシーの世界でも広く支持されています。

レメディの素材は、鉱物・植物・動物などの、自然界に存在するものの全てが原材料になります。レメディの形は、乳糖（ラクトース）の粒状の他、液体、クリーム、坐薬や注射液があります。

作り方

植物や動物などの水に溶ける水溶性物質の場合は、細かく刻んだりしたものを蒸留水で作った溶液に浸水させた後、それを濾過して母液（マザーティンクチャー）を作ります。この母液をさらに溶液（1：99）で薄めていき、必要なポテンシーの溶液を作ります。水溶性ではない鉱物などの原材料は、まず、すりつぶして粉にした後、粉末乳糖と混ぜてすりつぶします。この工程を2回繰り返りた後は、粉が水に溶けるので、水溶性の原材料と同じ希釈でレメディを作ります。

レメディのポテンシーと効力

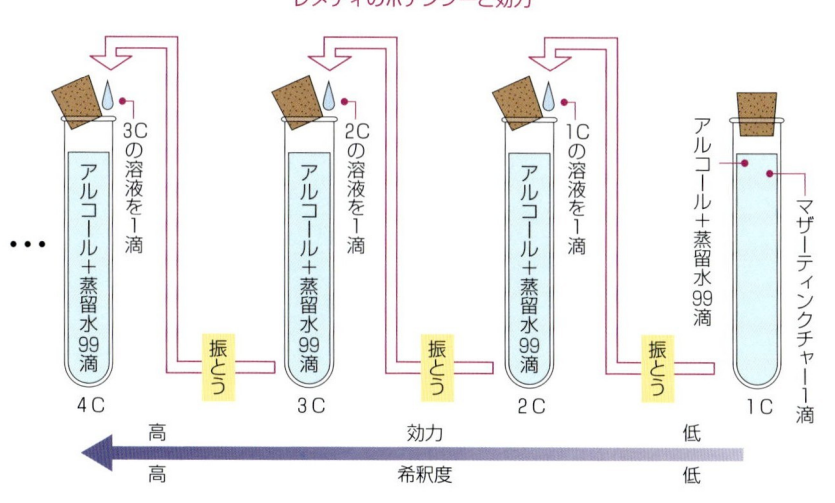

4C	3C	2C	1C
アルコール＋蒸留水99滴	アルコール＋蒸留水99滴	アルコール＋蒸留水99滴	アルコール＋蒸留水99滴

3Cの溶液を1滴　2Cの溶液を1滴　1Cの溶液を1滴　マザーティンクチャー1滴

振とう　振とう　振とう

効力　高 ←―――――――――→ 低
希釈度　高 ←―――――――――→ 低

Vital Force
バイタルフォースとは

ホメオパシーを理解するために

「バイタルフォース」とは生命力を意味し、東洋医学でいう「氣」とほぼ同意です。症状や病人を診るにおいて、症状や病人を診るホメオパシーにおいて、症状や病人を診るための柱となる概念で、生命を支配している原動力のことです。私たちはいつでも、「あの人は明るい」とか、「昨日は元気だったのに今日は元気がない」というように感覚的に相手をとらえています。相手のエネルギーを意識せずとも認知しているのです。また、穏やかせっかち、短気など、その人の持つ特性や雰囲気から、その固有のエネルギーを自然に感じとっています。

バイタルフォースは、生体の命を保つために絶えず働いて、より重要な部分を守るために、より重要でない部分に向かって遠心性を持って変動しています。このバイタルフォースのバランスを整えることで、自然治癒力を高め、治癒に導く手伝いをするのがホメオパシーです。

不調を訴える人が表現している症状は、バイタルフォースが、より重要な部分を守ろうと変動している乱れそのものの表現です。症状は、生命力の乱れであり、改善に導くレメディを選ぶための重要な情報でもあります。

バイタルフォースの乱れを表現する手段は、私たちが日常生活で意識できる心と体の自覚症状です。バイタルフォースは全体を統率する生命力そのものですから、私たちには意識的に自覚したり、目で見える形で認知したりできません。ですから、バイタルフォースの乱れをみつける方法は、心や体の症状を話してもらい、それを聞き取ることになります。加えて、睡眠中にみる夢、過去に起こった出来事で衝撃を受けたこと、不安や恐怖の対象、仕事や関心事への意識のありかた、などといった情報からも受け取ることができます。

健康なときのバイタルフォース

細菌 ← バイタルフォース → 天候の影響

心理的ストレス

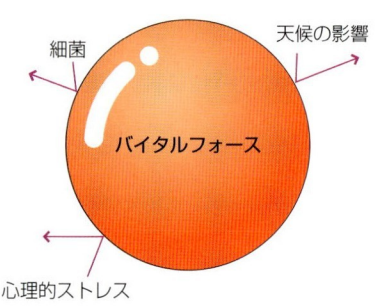

丸くて弾力のあるボールのようなもので、ストレスをはねのけるか、受けても短期間で処理できる。

病気のときのバイタルフォース

細菌 ← バイタルフォース → 天候の影響

心理的ストレス

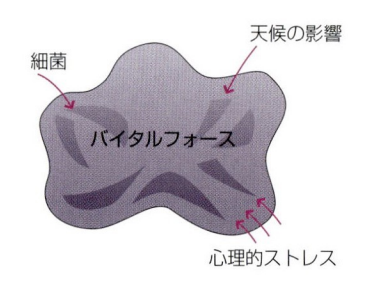

空気の抜けた弾まないボールのようなもので、ストレスに直撃されたり、たびたび痛めつけられたりすると、処理に時間がかかる、あるいは、完全に処理できない。

もうひとつの西洋医学―ホメオパシー

西洋では、現代西洋医療といわれている我々日本人になじみの深い医学の他に、別の医学体系があります。今日、ホメオパシーはホリスティック医学の代表格となっていますが、ホメオパシーを体系づけたサミュエル・ハーネマンがホメオパシーを体系づけた18世紀後半頃は、治療においては、今よりも「肉体」面に重きがおかれていました。

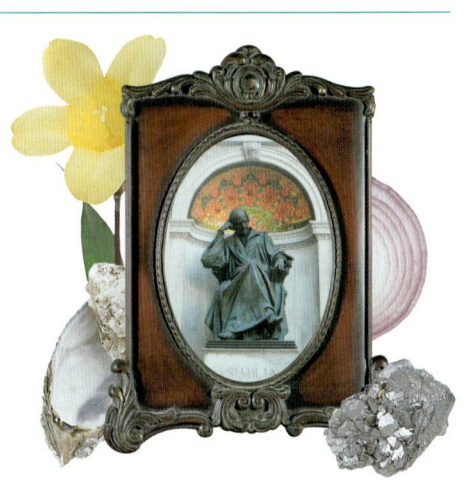

ハーネマンは、大学で一般医学を優秀な成績で修め、24歳の若さで医師となりました。しかし、当時の医学は、瀉血（血を抜くこと）や水銀を用いた治療法が主で、患者の治癒どころか、場合によっては副作用などから悪化することにすぐに気がつきました。治療の根拠がわからない医療を続けることに見切りをつけた彼は、医師の仕事を退きました。

その後、語学の才能を活かし、多くの医学書を翻訳して生計を立てますが、ある時、英国人のウィリアム・カレン著『薬草書』の中で、「キナ皮（ペルビアンバーグ、キニーネの原材料）は苦いからマラリアの特

ホメオパシー歴史人物の紹介

ヒポクラテス（前460〜377年）ギリシャ。現代西洋医療、ホリスティック医学においても「医学の父」と呼ばれる。医術が宗教や哲学の観念的な概念しかない時代に、数多くの経験に裏打ちされた「人間のための医療」と「命を守る技術としての倫理」を確立。人間を部分的ではなくひとつの全体とみて「生身の人間を客観的に観察する治療」を実践。多くの薬用植物を使用し、それらを医学文献に記述した。「同種の物によって病気は作られ、同種の物を用いることで病は癒される」と述べている。有名な「ヒポクラテスの誓い」では、哲学および倫理といった医学理論に寄与した。

パラケルスス（1493〜1541）スイス。医師であり、ヨーロッパルネサンス期の有名な錬金術師としても知られる。「物質そのものは粗い」と唱え、「物質の中に含まれる極微量の純粋な要素だけを取り出す」と

ホメオパシーを理解するために

効薬に使われている」という記述に出合います。苦い物質なら、世の中にたくさんあるのに、なぜキナの皮なのか？ ということに疑問を持ち、キナ皮を自分で飲んで効果を試してみました。すると、発熱、悪寒、震え、などマラリアと同様の症状が彼の身体に起きたのです。疑い深い慎重なハーネマンは、それを自分で何回も繰り返し、さらに、他人にも起こるのかどうかを確認するため何度も実験をしました。そして、キナの皮が、マラリアと似た症状を引き起こすことを発見したのです。患者に処方する薬を自ら飲んで、臨床データを取ったのもハーネマンがはじめてだといわれています。

「キナ皮」の実験で「類似の法則」を発見した後、物質を水で薄めて

（希釈）から、激しく振る（振とう）作業を繰り返す「ポテンタイゼーション（活性化）」の手段を開発しました。ホメオパシー独特の「ポテンタイズ」に成功したのは、西洋錬金術の知恵が大きく関与しています。また、ハーネマンは、『オルガノン』という大著の中で、ホメオパシーの理論や治療家（フィジシャン）の心構えについて述べています。ホメオパシーを実践する者にとってはバイブルともいえる必読の１冊ですが、その第三章には、「最も理想的な治癒とは、敏速に、優しく、かつ永久的に症状を取り除き、患者が以前より健康になる状態のこと」と述べられています。

（参照：【§3】 The highest ideal of

※ "ORGANON of the MEDICAL ART"（207ページ参照）より引用。

いう考えの下に錬金術により秘薬（アルカナ）を作り出した。この錬金術の手法は、ハーネマンにホメオパシーのレメディ誕生となったポテンタイゼーション（物質の希釈と振とうを繰り返す）というヒントを与えた。特徴類似表示説を唱え、治療には、「類似」の物と「異種」の物で行う二つの方法があると説いている。

サミュエル・ハーネマン（1755〜1843）

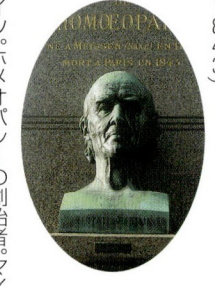

ドイツ・ホメオパシーの創始者。マイセンにて、陶磁器の絵付け職人の家に生まれる。家業を継がずに医師となるが、当時の医療のあり方に疑問を持ち、一時医師を辞め、薬物書の翻訳で生計を立てた。1810年、ホメオパシーの原理とその効果をま

cure is rapid, gentle and permanent restoration of the health, or removal and annihilation of the disease in its whole extent, in the shortest, most reliable, and most harmless way, on easily comprehensible principles.】

ハーネマン没後、ハーネマンの意志を継いだホメオパス達の活躍により、ホメオパシーはさらに発展していきます。

特に、19世紀後半に活躍したジェームス・タイラー・ケントは、ポテンタイゼーションの回数を多くした高ポーテンシーのレメディを活用しました。高ポーテンシーのレメディとは、レメディの効き目をさらに強力にしたもので、患者の感情面、精神面に働きかけることができるようになり、慢性病に対するホメオパシーの活用を発展させました。ちなみに、ハーネマンの時代には、30C（100倍希釈を30回繰り返す）が主流といわれており、ケントにより1M（100倍希釈を1000回繰り返す）が行われました。

ケントの時代には、アメリカにおける医療といえばホメオパシーだったともいわれるほど、ホメオパシーは医学の中心でした。また、19世紀半ばごろ、パスツールにより細菌説が唱えられ、顕微鏡の発達とともにウィルスや細菌が人体に影響を与えることがわかってきました。1941年に、抗生物質ペニシリン（青カビ：*Penicillium notatum*）の発見などの医療といえば、肉体面の疾患とともに、心理面を重視する時代に移ってきます。そして、

めた"ORGANON of the MEDICAL ART"を著す。当時、死者が続出していたコレラに素晴らしい治癒成績を残したものの、主流派の医師や薬剤師から弾圧を受ける。先妻にも先立たれ、厳しい時代を過ごしていたが、80歳でフランス人女性と恋に落ち、再婚。ドイツを出、フランスのパリに移住。ハーネマンは、ホメオパシーとともにフランスで称賛され、人生最高のときを過ごすも88歳で生涯を終えた。

コンスタンチン・ヘーリング（1800～1880）
ドイツ。一般医学の医師からハーネマンに師事し、アメリカに渡る。ホメオパシーの病院や大学、学会の設立に貢献し、アメリカにおけるホメオパシーの発展に寄与。「米国でのホメオパシー治療の父」とも呼ばれる。ホメオパシー治療の評価判断基準になる「治癒の法則（ヘーリングの法則）」を発見。これは、ハーネマン以降に追加された最も重要なホメオパシーの基本概念とされている。

分離抽出が成功し、臨床で用いられるようになってからは、医療の主流は現代西洋医療に代わり、ホメオパシーは急激に衰退していきました。

しかし、20世紀も半ばを過ぎると、合成薬品の副作用が懸念され始め、その勢いも衰えてきます。現代の一般医学は、急性病に対しては有効であり、人体を細胞レベルまで見る技術を発展させ、それらの功績は病気の予防や社会の発展に大いに役立っています。しかし、がんや糖尿病などの慢性病疾患に関しては、増加をたどる一方であり、その得意分野と限界が見え始めてきました。

その結果、ホメオパシーも含めた他の伝統的な治療や自然療法、予防医学が再び注目を浴びるようになりました。昨今の流れとして、現代西洋医療以外の治療法は、ホメオパシーも含めて代替療法と呼ばれることがしばしばありますが、その中でも、人間を全体的にみる「ホリスティック」医学が注目を浴びています。

「ホリスティック」という言葉は、1926年に、南アフリカ出身の哲学者ジャン・スマッツが『全体論と進化』という著書の中で「ホリズム（全体論）」の形容詞として使った造語です。細胞や臓器といった、人体の一部を見る治療ではなく、その人をとりまく環境や社会、思想などにも含めた、生きている人間そのものを全体的に見る「ホリスティック医学」の概念が改めて誕生しました。各々の人間は、体と心と精神は一体化して切り離せない存在なのだと、再び認識されたのです。

ジェームス・タイラー・ケント（1849〜1916）アメリカ。一般医学の医師だったが、妻の病気がホメオパシーで治癒したことをきっかけにホメオパシーに転換。ホメオパシーで使用するレメディの事典「マテリア・メディカ」や、症状別に分類した事典「レパートリー」を著し、それらは現在でも世界中で使用されている。患者の精神面にも目を向け、ホメオパシーを慢性病疾患にも適用し発展させた。ハーネマンの著した『オルガノン』の熱心な研究者でもあり、ホメオパシーの教育普及活動にも力を注ぎ、多くの優秀なホメオパスを育てた。

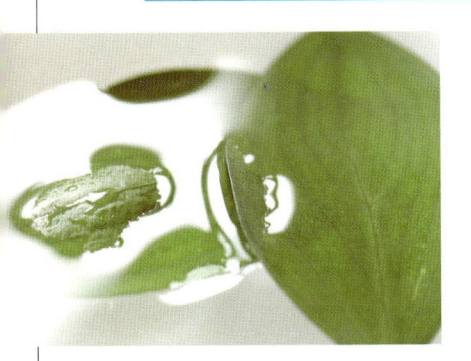

現代の世界のホメオパス

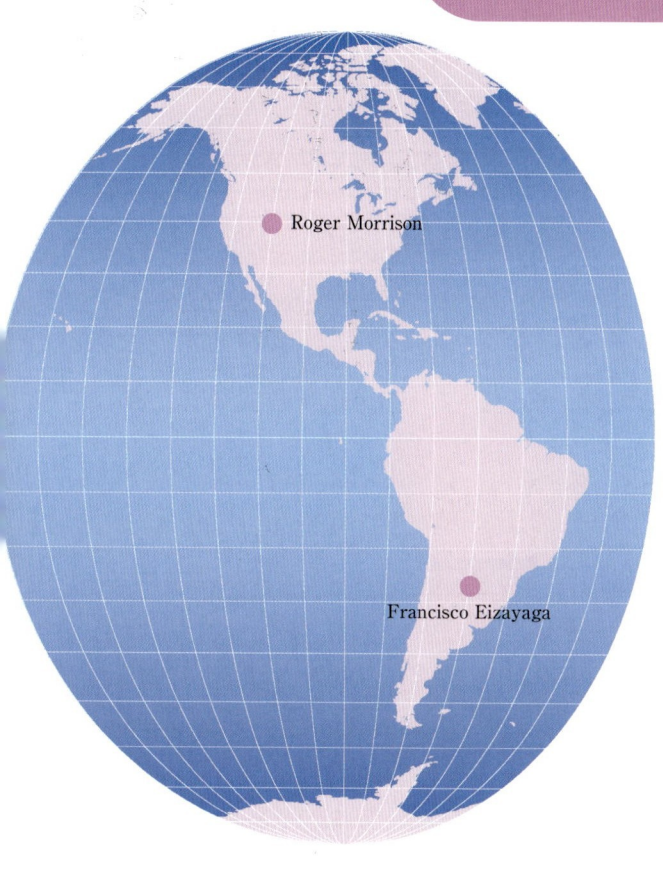

1924 - 2001
Francisco Eizayaga
フランシスコ・アイザヤガ
アルゼンチン。南米を中心にクラシカル・ホメオパシーを普及させた。彼の考案した「レイヤー・モデル」は、現在でも高い評価を受けている。健康と病気に関するモデルを現代西洋医療の病気の考えと融合させ、20世紀のホメオパシーの発展に大きく貢献した。

1932 -
George Vithoulkas
ジョージ・ヴィソルカス
ギリシャ。肉体・感情・精神を統合し、人間を立体的にとらえた理論を発展させた。クラシカル・ホメオパシーを現代に復活させ、20世紀のホメオパシーの発展に大きく貢献した。

1954 -
Roger Morrison
ロジャー・モリソン
アメリカ。救急医療を行う医師として働く間にホメオパシーを研究しはじめ、ジョージ・ヴィソルカスのもと、アテネで実践を行い、1985年よりアメリカで臨床と教育を行う。パートナーのナンシー・ヘリックらとともに、ねずみのレメディのプルービングも行う。カーボン系のレメディの考察は、国際的評価を受けている。

1951 -
Jan Scholten
ジャン・ショルテン
オランダ。科学、哲学、医学、ホメオパシーを学んだ後、それらを融合させ、現在もその研究を進める。元素の周期律表を用い、ホメオパシーでレメディ化された鉱物を体系化させた第一人者。

1943 -
Misha Norland
ミッシャ・ノーランド
イギリス。30年以上のホメオパシー実践歴を活かした独特のホメオパシー理論と深い理論が人気の国際的教師。AIDSウイルスのプルービングも行い、現代におけるプルービング指揮者の一人。近年では植物の体系化にも取り組んでいる。

ホメオパシーを理解するために

アフリカ、アジアでは21世紀に入って急激に発展中

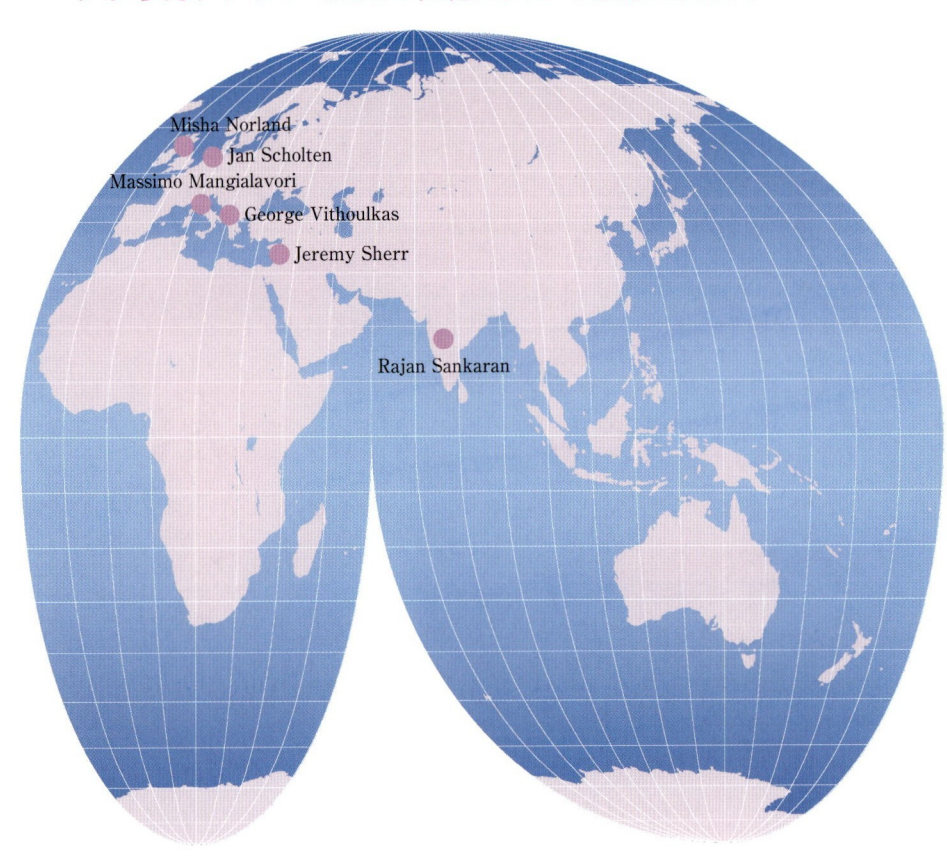

（地図上の表記）
- Misha Norland
- Jan Scholten
- Massimo Mangialavori
- George Vithoulkas
- Jeremy Sherr
- Rajan Sankaran

1960 -
Rajan Sankaran
ラジャン・サンカラン
インド。ホメオパシー医師。バイタルフォースそのものを見ていくという新たな手法、ヴァイタル・センセーション（心と体の共通言語を見てシリミマムを探す手法）という概念を進化させ、ケーステイキングの技術向上に、最も貢献している。

1958 -
Massimo Mangialavori
マッシモ・マンジャラヴォリ
イタリア。医師。マテリア・メディカの天才といわれ、年間5000件ともいわれる豊富な臨床から、3000〜4000種類もあるレメディをファミリー別に分類し選んでいく独自の手法を発展させている。

1955 -
Jeremy Sherr
ジェレミー・シェアー
イスラエル。ここ1世紀近く、正しいプルービングは行われていなかったとされる中、ホメオパシーのレメディとして重要な情報源となるプルービングのガイドラインを再編成した。

CASE REPORTS

慢性症状が
ホメオパシーで改善!

14のレメディによる17の症例集

アルグ・ニトで改善した2つの症例………㉚－㉛ページ
ナックス・ボミカで改善した3つの症例………㉜－㉟ページ
アコナイトで改善した症例………㊱ページ
アルセニクムで改善した症例………㊲ページ
カウスティクムで改善した症例………㊳ページ
ドゥルカマラで改善した症例………㊴ページ
ハマメリスで改善した症例………㊵ページ
イグナシアで改善した症例………㊶ページ
ラケシスで改善した症例………㊷ページ
セピアで改善した症例………㊸ページ
リコポディウムで改善した症例………㊹ページ
シリカで改善した症例………㊺ページ
スタフィサグリアで改善した症例………㊻－㊼ページ
スーヤで改善した症例………㊽ページ

慢性症状がホメオパシーで改善！

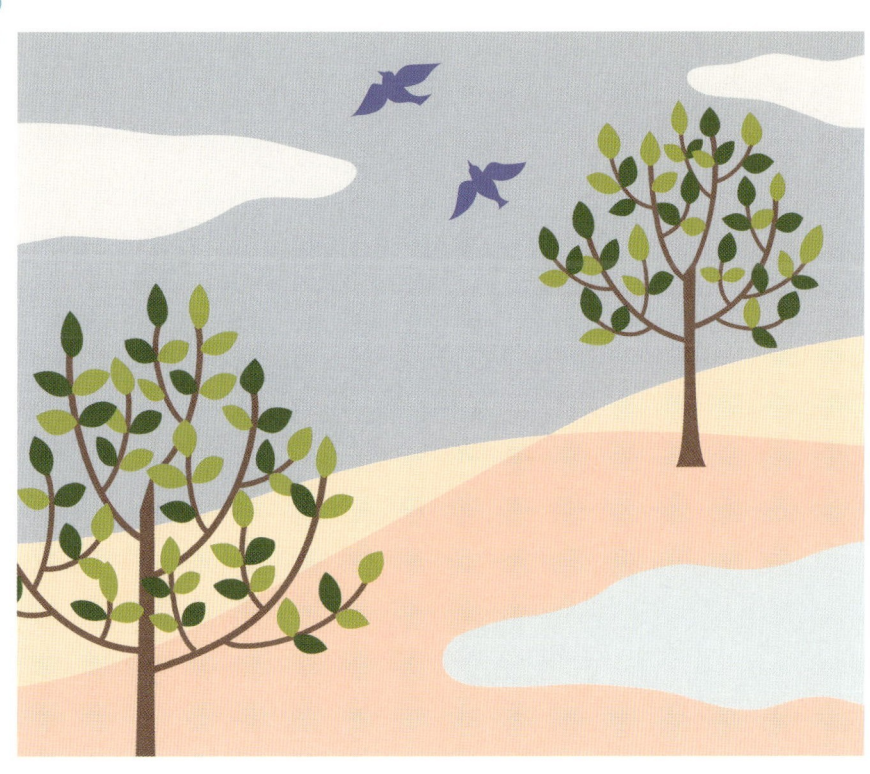

ホメオパシーを診察に取り入れてから約10年の間に、さまざまな患者さんと出会うことができました。

ここでは、一歳前後の乳児から70代のお年寄りまで、男女17人の患者さんのケースを取り上げます。

ホメオパシーが、急性の症状やけがだけでなく、繰り返し現れる慢性的な症状や、現代西洋医療の診断のもとに、薬の投与や手術を受けてもなかなかすっきりと改善しない患者さんに対してどのようにアプローチするのか、また、患者さんがどのように回復していくのかを、これらのケースを通してご紹介したいと思います。

「線維性筋痛症」で、全身のムズムズ＆ピリピリ＆ズキズキした痛みを治したいという男性や「夜尿症」の女児、「痙攣性発声障害」の女性など、ケースは多岐にわたります。また、まったく異なる症状が同じレメディで改善した症例もご紹介します。

CASE 1

アルグ・ニト
で改善した2つの症例
（硝酸銀）
Argentum nitricum

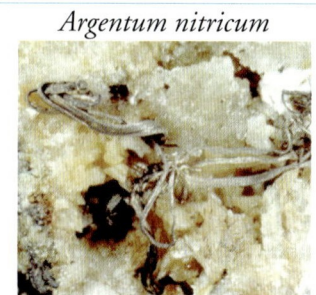

「痙攣性発声障害。喉頭痙攣のため声が出しにくい」

20代の女性、主訴は「喉頭痙攣のため声が出しにくい」です。

半年前に声が出にくくなり、耳鼻科では痙攣性発声障害と診断されました。原因不明のため、改善せず、少しずつ悪化もしているとのこと。声を使う職業のため、喉はよく使い、高い声は出せても、普通に喋るときに出しにくくなるそうです。喉が詰まる感じがあり、小さい声よりも、歌などお腹から出す大きな声になると大丈夫になるそう。喉が、「ぎゅ〜っとやられてしまう」感じがあり、声帯が勝手に閉じてしまいます。喋っていると声が出なくなっていく傾向があるので、問診中はお話しするご本人も苦労されており、私もお話を聞きとるのが大変でした。

喉が震える感じもあり、朝の起床後2〜3時間だけ調子はいいが、一度出なくなると眠るまで一日中声が出なくなるそうで、その分、一生懸命喋ろうとすることで胸に力が入り疲労感が残ります。ご本人は、神様から与えられた試練だと感じており、絶対に治るという楽観的な確信もあるようでした。症状について、精神的なこともうかがったのですが、レメディの処方につながる症状はほとんどありません。

喉頭痙攣で声が出なくなる前に、歌の練習をしすぎると高い音の発声の際に声が裏返っていたという前駆症状があったので、声を使う職業、歌手の声枯れに適応があるアルグ・ニトを処方し、低いポテンシーで頻繁に摂取してもらいました。

間もなく、少しずつ改善され、レメディを摂らなくても声が出やすくなり始めましたが、喉を使い過ぎると2〜3日で再び出なくなってしまうとのこと。その後も根気よくレメディを使用してもらったところ、喉のつまり感が消え始めて、処方開始から2カ月後には周囲の友人が喜んでくれるほど改善しました。

その時にうかがった話によると、相談にいらした時期は、人生の過渡期で悩みも多かったとのこと。声が出ないので、話すことができなかったけれど、それらの諸問題が解決され始めたのも改善につながったようです。

CASE ② 「潰瘍性大腸炎。病気を治したい」

20代の男性、診断は潰瘍性大腸炎。主訴は、「病気を治したい」でした。

3年前に潰瘍性大腸炎であることが判り、入退院を繰り返す生活で心理的に落ち込みがちとのこと。飲食業での接客の仕事が大好きで、とても自分に合っていて、仕事も私生活も楽しいと、やりたいことをやっていきたいのに、病気が邪魔してくるので、健康な人が羨ましく、自分自身が情けないと感じています。

大好きな仕事のために、つい夢中になって一生懸命働くと血便が出てきてしまい具合が悪くなり、「なんで病気になってしまったのだろう、ついてないなー」と自分が情けなくなり、投げやりな気分になります。常連客との会話は楽しくて接客を続けたい気持ちが強いので、昇進して管理職の立場にはなりたくないと日ごろ思うそうです。仕事が楽しくて、つい働きすぎてしまい、睡眠時間が少なくなると血便が出てきてしまいます。

仕事以外の楽しみは、休日のサッカーです。小さい頃からやるのも観るのも大好きで、気心の知れた友人と試合や観戦後にご飯を食べに行ってワイワイ過ごすことが大好き。とにかく、仕事でも遊びでも、皆が笑っていてその中に自分がいることが幸せだと感じています。

肉体的な症状は、潰瘍性大腸炎の典型的なもので、粘血便、微熱、腹痛。

ただ、病気になる前から、調子が良いときでもお酒を飲むとすぐに下痢になりやすいし、食べるとすぐに下痢してしまう体質だったそう。小さい頃から牛乳でお腹が痛くなり、油っぽい食事の後もすぐにトイレに行っています。

他の肉体的症状として、足が痺れる感じがある、腸だけではなく胃の調子も悪い。普段は体は温かい温血質だが、調子が悪いときは温めると改善しています。

症状全般から、アルグ・ニトを処方しました。翌日から下痢が改善し、血便も徐々に改善されていきました。体の症状が良くなったので、気分はとても明るくなったとのこと。

1カ月後、友人との旅行先で、調子に乗って暴飲暴食をして粘血便が出たため、もう一度同じ処方をしました。

その後、再発はなく、自分の体の調子をみながら、日々を楽しく過ごしています。

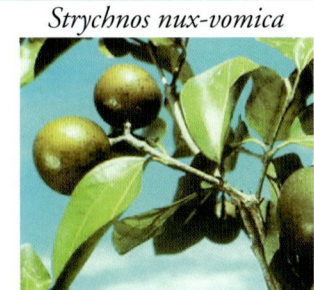

ナックス・ボミカ
で改善した3つの症例
（ポイズン・ナット・ツリー）

Strychnos nux-vomica

CASE 1

「線維性筋痛症。
全身のムズムズ&ピリピリ
&ズキズキした痛み」

30代の男性、診断は線維性筋痛症、主訴は「全身のムズムズ&ピリピリ&ズキズキした痛み」です。
痛みがとにかく強く、クシャミや体をちょっとぶつけただけで背中まで痛みが走るとのこと。

また、まるで虫が這っているようなムズムズ感もあり、精神的なイライラで悪化、あまりに痛みが強いときは、「クソったれ」と思うそうです。

幼いときから家庭環境が悪く、独裁的な父の態度が原因で、母のストレスが自分にきて、「悔しい」という思いを強く感じるそうです。

閉塞感があり、夜中に目が覚めると、息ができない感覚に見舞われ、物音ですぐに目が覚めてしまいがち。

子どもの頃から原因不明の頭痛と喘息、体のしんどさがあり、いつも体調が悪いそうです。体温も低く、風邪をよく引いていました。

気持ちを高めるために、中学生の頃からコーヒーを一日5杯以上飲んでおり、今でも時々気分を高めるために飲用、香辛料は体が温まるので好んで食べているそうです。

手足の冷えは冬に強く、下腹部が特に冷えて下痢と便秘を繰り返していました。お腹が張っていても過食してしまい、ガスがでると楽になり、尿意があってもなかなかでないことが多いのこと。

アルコールを少し飲むと、麻痺するからか気分が楽になるようですが、調子が悪いと頭痛や吐き気などの症状がでるそう。自分の仕事が成功して、評価がお金でみえるときが嬉しいそうです。

肉体的な不調全般と神経の過敏性、刺激物で活動を高めている傾向などを根拠に、ナックス・ボミカを処方しました。

3ヵ月後の再診時には、痛みがほとんどなくなり、体調全般も改善し、「楽になっています」とのこと。その後、冷えも感じにくくなったと報告を受け、経過を見守っています。

CASE ②

「発作性上室性頻脈。息苦しさ・胸苦しさをなくしたい。積極的に外出し、家庭内の出来事にとらわれたくない」

40代の女性、主訴は「息苦しさ・胸苦しさをなくしたい。積極的に外出し、家庭内の出来事にとらわれたくない」でした。循環器専門医により発作性上室性頻脈と診断されています。

2年前に目の前で夫が病気で倒れてから不安が増強したそうです。夫の病態が落ち着いて間もなく、自分も家事や、夫と夫の両親の世話などで忙しくしていたせいか、動悸（頻脈）を起こして緊急入院し、今は物事が思うように運ばないと強く感じています。

元来、外交的で人を笑わすのが好きなので外に出たいし、遠慮なく自分の言いたいことを言える性格なのに、話に夢中になると息苦しくなり動悸がはじまってしまうそうです。

動悸の原因は、夫の体の心配と家庭からのストレスだと思っており、物音が気になり、眠れない日も多かったのこと。数年前から頭痛や腹痛も始まったそうです。

嫁ぎ先の人間関係に強いストレスを感じており、頼りない家族ばかりで嫌気がさしています。夫と口論があると、ベランダに走っていき、「飛び降りる！」ととっさに叫んでいますが、実際には、飛び降りる気持ちは全くなく、夫を困らせるためにわざとしていると自分でもわかっています。

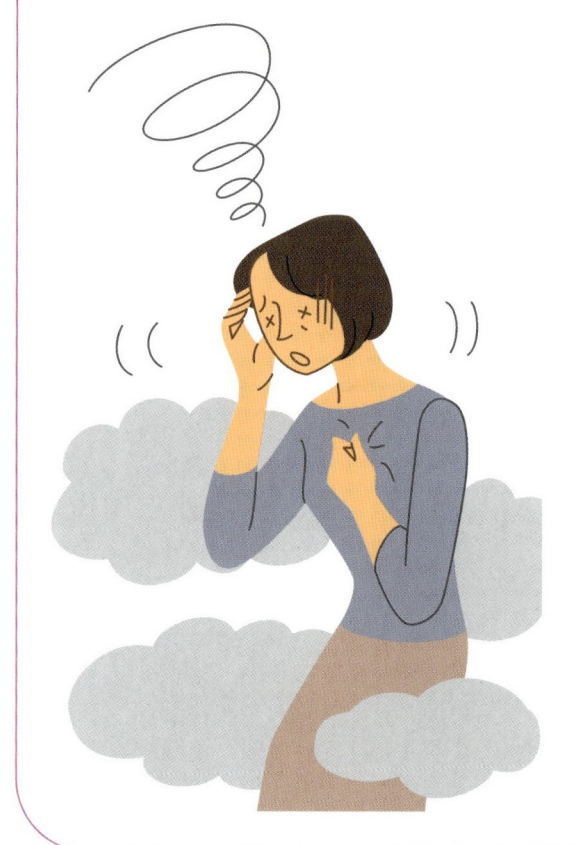

20歳の頃、十二指腸潰瘍になりま

たが、仕事のストレスと恋愛が原因だったと思うそう。アルコールは、ビールと赤ワインが大好き。お酒を飲めるなら、頻脈のための手術を受けてもいかな、とも考えるのですが、手術も嫌なので、飲んでいないとのこと。上階の子どもの足音が気になる、光がまぶしく感じる、匂いにも敏感、といった傾向がありました。

目標達成型の気質に加え、夫との口論の際、自殺する気もないのに「死んでやる」とベランダに飛び出していくことを根拠に、ナックス・ボミカを処方、精神安定剤と抗不整脈薬はそのまま継続してもらいました。

間もなく、精神的な安定感がでてきて、家庭内の出来事で不安やイライラがあっても復活が早くなり、「環境に適応できる力が戻った」と感じているとのこと。抗不整脈薬は減量し、今もゆっくりと減量しています。安定剤は上手に調整しながらの内服で少しずつ

減量中です。

最初のレメディ投与から1年半後に社会復帰を計画し、現在は週3回の勤務をこなし、職場への適応もできるほどになってきています。

疲労が重なったときは、同処方を低ポテンシーで頓服使用すれば、すぐに復帰できるとのことで、日常生活における肉体・精神の安定を保っていけるようになりました。

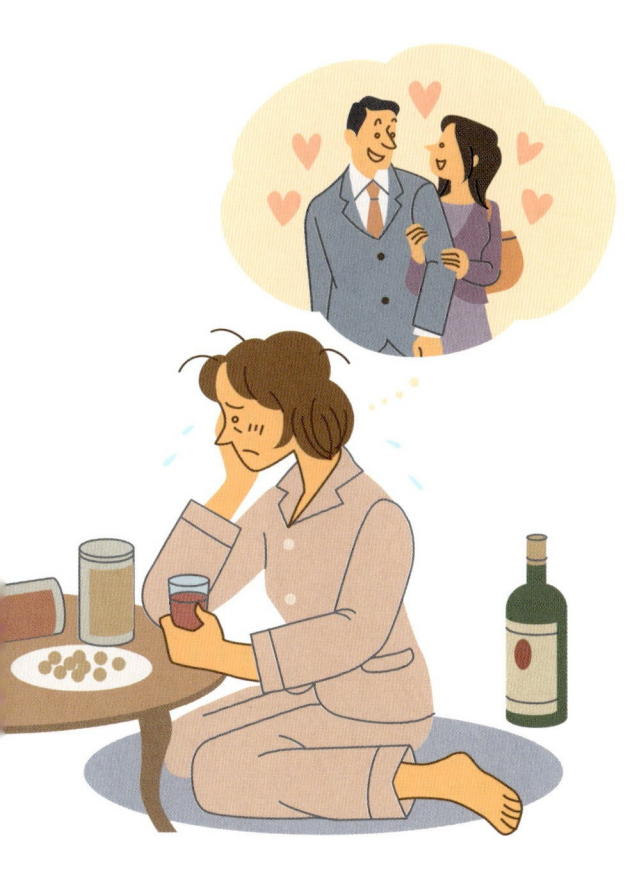

CASE 3

「うつ気分。動悸、不眠、嫉妬深さ」

30代の女性、診断はうつ気分。主訴は「動悸、不眠、嫉妬深さ」でした。夫の浮気疑惑が浮上し、嘘をつかれたことが引き金となり不調が出現。裏切られたショックのために1日中泣き続け、目が冴えて夜間に眠れなくなるとのこと。結婚して自分のやりたいことを中断し、一男も授かりました。一生懸命に専業主婦としての仕事を行い、夫にも忠誠を尽くしてきたのに、「愛されていない」という絶望感で気分が落ち込みます。悔しさも混じり、最終的にはお酒の力を借りて眠るそうです。間もなく浮気の動かぬ証拠がみつかり、症状が更に悪化。男女関係の事件が報道されると、まるで自分のことのように反応し、感情が高ぶり泣いているとのこと。

元来は非常に活動的で、学生時代は目標達成願望も強く、友人を集めて雑誌をつくり、自分のアイデアを率先して実現させており、今よりも自由だったと感じているそう。

目標達成意識の強い活動的な女性が衝撃的な事件により目標を達成できなくなってしまったショックと、お酒を借りて入眠することを根拠に、ナックス・ボミカを処方しました。

以後、すぐに泣き暮らすことがなくなり、活力が戻ってきた自覚ができてきました。

2カ月後に、夫から離婚して欲しいと言われたことで、症状全般が軽く再発したので、同処方を行ったところ、再び、気力と活力が復帰しました。その直後に夫側から、離婚取りやめの話

があり、立場が反転しはじめました。

レメディ投与から4カ月後の再診では、「度胸もつき、自分の人生の再出発への勇気と、小さい子どもを自分だけで育てていく決心もできました。昔の自分に戻れたようです。これからしばらく大変だと思うけど、調子が悪くなったらまた相談にくるので、一度卒業します!」と明るい発言もあり、外来終了となりました。

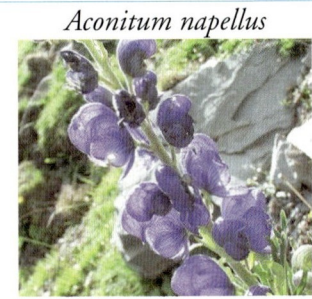

アコナイトで改善した症例
（西洋トリカブト）

Aconitum napellus

CASE

「パニック症候群。通勤電車などで起きるパニック発作と白衣高血圧、胃の不調」

40代の男性、診断はパニック症候群で、主訴は「通勤電車などで起きるパニック発作と白衣高血圧、胃の不調」でした。

3年前、運転中に玉突き衝突事故にあい惨事を目撃したときに、「人間は、突然死んでしまうことがあるのだ」と強い恐怖と不安を感じたそうです。その事件以降3カ月は、動悸がおこり運転も一切できなかったそうです。

この事件以前は、運動不足の働き尽くめで、肥満と胆石の持病を診断されていても、健康に対する不安はなく仕事一筋のワーカホリックだったとのこと。事件以降、健康に対して過敏になり、食事と睡眠に気を使い、約2年で体重が20kg減少。胃の痛みを自覚する頻度が多くなり、以前より指摘されていた胆石が原因だろうと診断されて手術を行いましたが、術後の回復が非常に悪く、麻酔が残っている感覚と体のふらつきがとれなかったそうです。術後は、飲酒のせいもあり胃の不調は改善せず悪化、体力が全体に落ちたと自覚するようになり、現代医療だけでは改善できないことを痛感し、当院に来院されました。

漢方療法と鍼灸療法で肉体的兆候はかなり改善しましたが、事故を思い出す条件が重なると、健康に対する強い不安で血圧が上昇し、パニック状態が再発。一度発作が起こると、急激に動悸と頻脈が始まり、「心臓が爆発してしまうのでは」という強い恐怖を感じるそう。他には、左半身に体の冷たさ、喉が締めつけられる感じがあり、ネクタイもできず、理髪店でクロスを首にしっかりまかれると動悸が現れました。

最初は、左半身の不調、喉の締めつけ感と健康に対する強い不安感を根拠にラケシスを処方しました。再診では、電車に乗れるようになり左半身の冷たさは軽快しましたが、夕刻ラッシュ時の電車に乗るのは尻込みするとのこと。その後の再診で、胃の不快や恐怖感が残っていることから、高いポテンシーのアコナイトを処方しました。その後、恐怖心が改善され、日常生活に支障がなくなり完治となりました。

アルセニクム
で改善した症例

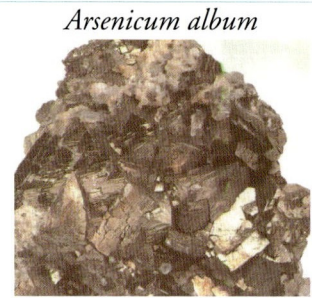

（砒素）

Arsenicum album

CASE
「不整脈が頻発し、疲労感がある」

50代の男性、主訴は「不整脈が頻発し、疲労感がある」です。

40代の頃、仕事がピークだったときに不整脈が現れ、当時は漢方で改善したそうです。最近は漢方を内服しても再発するとのこと。営業職についており、接客は大好きで天職だと感じていますが、お客さんの目を見て話していると、眼の疲れを強く感じるそう。

母親の高齢化に伴い介護を手伝うようになってから血圧が高くなり、めまいもあるとのこと。血圧は降圧剤で対処できていますが、お腹の痛みや張りが頻繁に、特に冷たいものを飲むと悪化するそう。今は、漢方薬を摂りながら冷たいものを避けているので、症状は軽くなってきています。漢方でも改善しない症状がいくつかあり、そのひとつに舌の奥に違和感があり気になります。

1年ほど前から睡眠時に安定剤を服用していますが、今でも1時半と3時に目が覚めます。一昨年、ピロリ菌の駆除の目的で抗生物質を飲んでから、菌は除去されたのですが、自分ではこの抗生物質の内服をきっかけに体調が悪化したと感じているそうです。自分の不調について話を続けてもら

うと、話をすればするほど苦しく、身体が硬くなってくるとのこと。深刻な病気ではないか、ちょっと痩せるとガンではないかと不安になるそう。

本来は仕事人間で、自分で決断して実行し、スケールの大きい仕事をするのが好きで、今も100人以上の部下を仕切っています。完璧主義なのか、資料を作る際に時間がかかり過ぎる傾向があるそうです。最近は、調子が悪くなると一人きりが怖いと感じています。

皮膚がヒリヒリする感覚もあり、全体的な症状からアルセニクムを処方しました。何度か同じ処方を繰り返すうちに、徐々に体調が改善されていきました。今は、冷たいものを飲んでもお腹が下らなくなり、身体の感覚も以前のように気にならないとのこと。もともと大好きだった接客を含めた仕事も楽しめるようになり、目の疲れや疲労感もほとんどなくなりました。

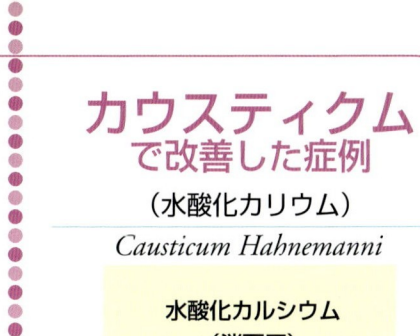

カウスティクム
で改善した症例
（水酸化カリウム）

Causticum Hahnemanni

水酸化カルシウム
（消石灰）
と
重硫酸カリウム
の
化合物

CASE

「夜尿症」

10歳の女児、主訴および診断は「夜尿症」でした。

2年前よりオネショが気になり、カイロプラクティック、小児科、泌尿器科、心療内科を受けましたが完治せず。主にお母さんから問診しました。月2回以上の夜尿があり、夜間排尿の際、自覚がなく起床時に発見、大きなオネショの染みを見て親子で溜息をつく生活が続いているそう。

他の気がかりは、3年前に学校の担任から集中攻撃にあい、当時はストレスから食欲も落ち、頭痛が頻繁に起こったとのこと。時間が解決してくれていますが、「先生にいじめられたのに、お母さんは何もしてくれなかった」と現在でもお母さんを責めてくるそうです。自分も努力はしているので、そのトラウマから一刻も早く解放されてほしいとのこと。

性格は泣き虫でシクシクと静かに泣き、内にストレスを溜めやすい傾向があり、鉄棒など新しい事に挑戦しても、1回失敗するとクヨクヨし、再チャレンジするまで非常に時間がかかるそうです。他人を笑わせるのが好きで、サービス精神は旺盛、目上の人の意見に従いやすく、従順。便通は問題なく良好で、体格、記憶力もよいとのこと。軽い冗談でも傷つきやすく、他人が怒られているのを見るだけでも怖がるそう。他人の評価を気にしやすく、よく思われたいという気持ちが強いようです。

レパトリゼーションを行い、イギリスのミッシャ・ノーランド氏（26ページ参照）の文献を根拠に、カウスティクムの典型的な症例であると判断し処方しました。1カ月後にオネショが無くなったと喜びの電話報告を受けました。同処方を繰り返し、3カ月後に再発しましたが、今回は放尿した自覚もあり、以前よりも尿量も少なく、改善しており、お母さんの心配も落ち着きました。ちょうど、利尿作用の高いスイカを夜間に食べていたとのことで、摂食を控えるように助言しました。その後、夜尿症は一度も再発せず、嬉しいことに、泣き虫も治ったとのこと。チャレンジ精神が旺盛になりはじめ、間性格が明るくなったと報告を受け、間もなく外来卒業となりました。

38

慢性症状がホメオパシーで改善！

CASE

ドゥルカマラ
で改善した症例
（ビタースィート）

Solanum dulcamara

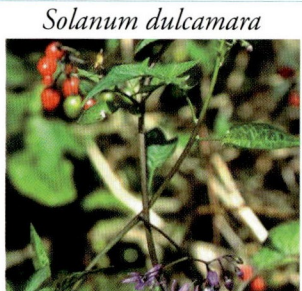

「アトピー性皮膚炎」

4カ月児、生後1カ月に顔の発赤と湿疹が出現。3カ月検診でアトピー性皮膚炎と診断されました。

その後、手にトビヒも出て、かゆみで泣き叫ぶことが多くなり、間もなく黄色調の膿を伴った浸出液が出始めました。体の浮腫もあるため、小児科受診を勧めたところ入院になり、アレルギー性と専門医に診断されました。抗生物質とステロイド薬で炎症は治まり、ステロイド薬を使用しながらの退院となりました。

元来は陽気なお子さんで、診察室でもいつもジャンプしている元気な姿が印象的です。入院で、全身の炎症はおさまったものの、赤い発疹は残り、かゆがります。「私のオッパイの質が悪くて、この子の皮膚の調子が悪いような気がする」というお母さんの発言を拠り所に、「母乳が原因の湿疹」のドゥルカマラを低ポテンシーで処方しました。その後、体の発疹は少しずつよくなり、2カ月後にはステロイドも中止でき、発疹は改善しました。8カ月後、満1歳を過ぎた頃の再診では、温まったり、乳製品や卵をとると短時間じん麻疹が出ますが、風邪も引かず、元気に過ごしており、レメディの処方はせずに経過をみています。

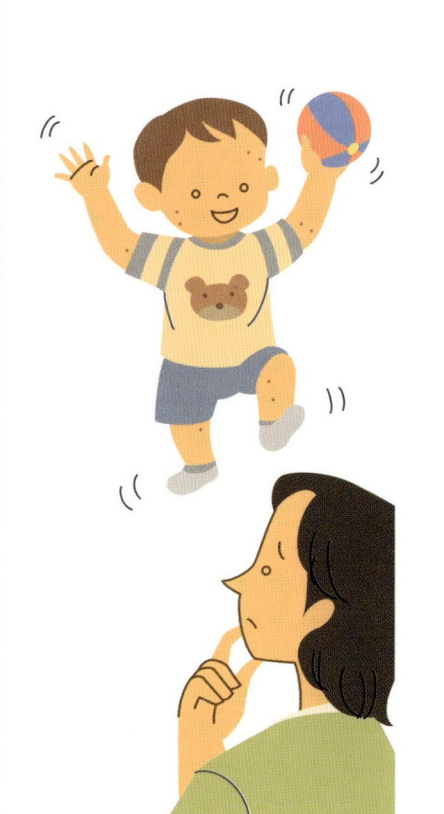

CASE

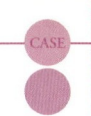

ハマメリス
で改善した症例

（ハマメリス）

Hamamelis virginiana

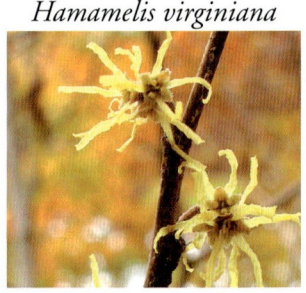

「血栓性静脈炎。歩けないほどの下肢の痛み」

かかりつけの患者さんの、遠方に住むお母様（70代）の相談でした。2カ月前から下肢の静脈の痛みが出はじめて、間もなく血栓性静脈炎を起こしてしまったそうです。患部は静脈に沿って赤く腫れ、非常に痛みが強いようで、「痛くて歩けない」と電話がきたとのこと。

病院で専門医にベストな現代医療を行ってもらっているとのことでしたが、主治医に「抗生物質や消炎鎮痛剤がなかなか効かない」と言われたそうです。

患者さんご本人は遠方のため来院できず、診察はできないため、静脈の炎症と痛みという病理を根拠に、ハマメリスのレメディの低いポテンシーを毎日摂っていただけるように処方し、ハマメリスのクリームも患部に外用してもらいました。

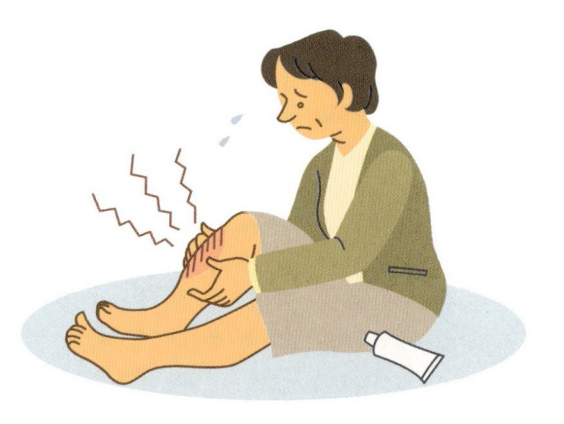

レメディを使用しはじめて間もなく、痛みと腫れが引きはじめ、2週間後には「だいぶよくなって、歩けるようになってきている」と連絡がありました。改善するまで、ハマメリスのレメディの同じ処方を繰り返し、1カ月後には、ほぼ改善されたと報告を受け、レメディの使用を終了するようお伝えしました。

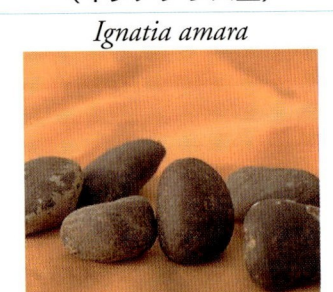

イグナシア
で改善した症例
（イグナチウス豆）

Ignatia amara

CASE

「パニック症候群。初めての場所、初めての人と接したときに心臓がドキドキし、手に多量の汗をかく、電車内での過呼吸」

30代の女性、診断はパニック症候群。主訴は「初めての場所、初めての人と接したときに心臓がドキドキし、手に多量の汗をかく。電車の中での過呼吸」

全体的な症状は、3年前に大切な人が自殺して間もなくからの不調でした。大切な人を失った当初は、頭の中が真っ白になり、その人が死んだことを実感できなかったそうです。

間もなく、怒りと絶望と恐怖といった色々な感情が湧き出てきて、その頃から、初めての場所や初めて会う人の前で動悸がし、手の汗がひどくなったとのこと。

電車内での過呼吸は、一度電車を降りれば落ち着きますが、一駅ずつの間隔が長い場合、ドアがなかなか開かないことを意識すると胸が苦しくなり発作が起きるそうです。

自殺した知人は電車への飛び込み自殺だったため、電車に乗るたびに、自分も飛び込んでしまうかなという想念が頻繁に浮かび、夜は眠れず、人が死んだり、自分が殺されかけたりする夢をよく見るそうです。

です。

食事が喉を通らないために、受け付けられず、胸が詰まったような肉体的症状がありました。その他、肩こり、めまい、胸からグーッとこみ上げてくるような吐き気もあります。首は張って痛くなる、締め付けられるような感じ。タートルネックを着ることができず、洋服もきつく感じるそうです。自分と世間が乖離し、麻痺している感覚があり、不調が出現してから、タバコと強い香水の匂いに対して敏感になりました。

症状全般からイグナシアを処方したところ、間もなく症状全般が改善し、大切な人の死を受け入れることができ、過去に囚われなくなりました。身体的症状もなくなり、睡眠も夢を含めてよくなりました。

間もなく、知人の自殺した季節がめぐってきた頃に、一度、軽い再発がありましたが、同じ処方を行い、その後、再発していません。

ラケシス で改善した症例
（ブッシュマスター）

Lachesis muta

CASE
「更年期障害。性欲過多と猜疑心」

50歳前後の女性、主訴は「性欲過多と猜疑心」です。

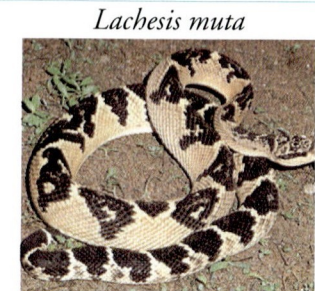

数カ月以上くらい前に、割と突然に始まったとのことで、月経の様子からも、更年期に関する不調のようです。

一番の問題は性欲亢進で、毎日のように夫婦生活を営みたくなり、ご自身も困っていました。そして、そんなこととはありえないとわかっているのに、「もしかして…」と、夫が若い女性と浮気しているのではないだろうかと疑う気持ちが出てきてしまい、夫婦仲も険悪になりがち。以前は自由主義で束縛を嫌っていたのに、どうしてこうなってしまったのかと途方に暮れていました。

グラマラスで瞳が大きく、目鼻立ちがくっきりしている女性で、着席して間もなくご自身の問題について流暢にお話を始めたのが印象的でした。

全体的な症状から、ラケシスを処方しました。1カ月後の再診で、問題はほとんどなくなり、本当に嬉しいと喜んでいました。性欲も感情も落ち着き楽になったとのこと。3カ月程で治癒しました。

その後、元々あった高脂血症と脂肪肝の改善のため、生活習慣に関する外来指導に切り替えました。漢方を半年ほど内服してもらい、食事と運動を含めた生活習慣の改善を行ったところ、肝機能とコレステロールも含めた体調全般が改善し、外来終了となりました。

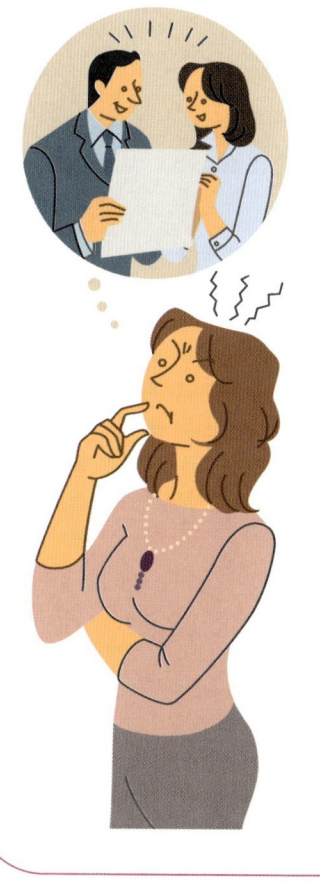

慢性症状がホメオパシーで改善！

セピア
で改善した症例
（コウイカの墨）

Sepia officinalis

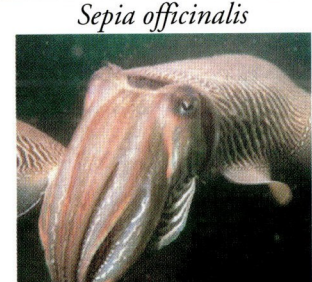

CASE

「更年期障害。
うつ気分と倦怠感」

50歳前後の女性、主訴は「うつ気分と倦怠感」です。

数カ月前から、非常に体が重たくなり、何もできずに布団の中でうずくまっている生活に。気分が滅入り、夫も子どもも疎ましく感じ、とにかくくたびれるそう。自分では更年期障害だと感じており、月経も不規則で、膣が乾燥し、夫との性交渉の際に強い痛みを伴うので避けたいそうです。数カ月前までは比較的快活に生活していたとのこと。外見は、痩せ型のおとなしい女性で、診察室に入ってくるときの様子が、いかにもだるそうで、体を引きずるように椅子に腰掛けたのが印象的でした。しゃべり始めると、快活だっただろうなと想像できるような、早いペースでお話しになります。

全体的な症状からセピアを処方しました。使用した次の日には、うつ気分が80%以上改善したそうです。1カ月後の再診で、うつは消失、倦怠感もなく、「ホメオパシーは凄い」と喜んでいました。

その後、梅雨の季節になり、「湿気で肩が痛くなり凝る。少し動かすと楽になってくる」という訴えがあり、ルス・トクスを処方しました。この症状も間もなく改善し、その後、外来に来院される足が途絶えました。しばらくして再診され、現在は家族や地域の方々とのコミュニケーションを円滑にするため、フラワーエッセンスを使っています。

CASE

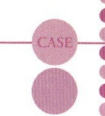

リコポディウム
で改善した症例
（ヒカゲノカズラ）

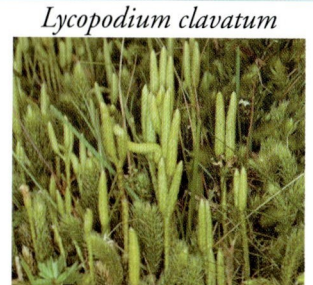

Lycopodium clavatum

「再発性口唇ヘルペス。繰り返すヘルペスとやる気のなさ」

40代の女性、診断は再発性口唇ヘルペスで、主訴は「繰り返すヘルペスとやる気のなさ」でした。

学生時代に春スキーの日焼けをきっかけにヘルペスができて以来、強い日光に当たると必ず出てくるとのこと。同じ頃、環境が変わり、便秘になりました。

セルフケアに詳しい薬剤師が、ナト・ムールをヘルペスに使用するように推薦しました。以前は、治りきるまでに2週間位かかっていたのが、5日程度になったと喜んでいました。半年間様子をみましたが、再発があり、完治させたいという相談が薬剤師にあり、本格的なホメオパシーの問診を行うことになりました。

ヘルペス以外の問題をうかがうと、調子がよいときは外出も楽しく会話にも集中できるのに、調子が悪いと面倒に感じ、気分のムラがあり困っていました。また、仕事の昇進につながる提出書類の完成がはかどりません。

ご自身を一言で表すと「自分には甘くて人には厳しい」そうです。せっかちで、行動が遅い人を見るとイライラ。自分のことは決断できても、人と関わることについては、人に気を使い、決断を人に委ねてしまうそう。

グループで何かを決めるときは決断を逃げる傾向があり、他人任せした結果に責任がかかるのを嫌い、自分が決めなければならないときは、結局多数決に。幼い頃から意見の強い人に左右され、目立つのは好きではなかったそうです。

友達には穏やかでおっとりしていると言われていますが、身内には、きついし細かいし怖いと言われることが多いそうです。

身体的には、寒気を感じやすく、下痢と膀胱炎になりやすい。締め切った空間や風通しの悪い場所が苦手とのことで、全体的な症状からリコポディウムを処方しました。

処方後、アグラベーションがみられましたが、改善に向かうと確信できる。その後ヘルペスの再発はなく書類の作成も順調になり、便秘も解消されました。気分の波も落ち着き、順調に過ごせています。

CASE

シリカ
で改善した症例

（石英）

Silicea terra

「鼻炎と鼻ポリープ」

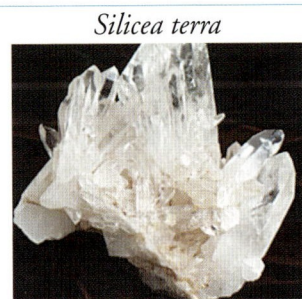

30代の男性、主訴は「鼻炎と鼻ポリープ」です。

鼻のポリープは再発と摘出手術を繰り返しています。もともと鼻中隔湾曲症があり、10代に手術した後に、ポリープができ始めたそうです。鼻炎が悪化すると喘息様症状になり呼吸が苦しくなるので、ステロイドに頼る生活が続いています。お腹の調子も悪く、多忙と不摂生が続くと胃のむかつきと下痢が始まります。他には、口下手で自分の言いたいことが伝わらないので、コミュニケーションの問題も改善できたら嬉しいとのことでした。

夫・父として一家の大黒柱の責任があるのに、無理をすると症状が出るので、自分にかかる医療費ももっぱら悩みの種で、活力と体力をつけたいと切実に感じています。他人の意見を聞けない頑固さがあるのに、自分の気持ちを言えないので内心はイライラし、内的な葛藤を感じています。普段の睡眠で夢は滅多にみませんが、逃げたい夢を何回か見たことを話されました。

その後、半年以上に渡って鼻ポリープの出現はありません。コミュニケーションの問題も感じにくくなってきており、体力もついてきて、仕事も思うようにこなせるようになってきておらえることが嬉しいのに、最近は昇進して管理職となり、仕事の楽しみが味わいにくいとのこと。相手に嫌われるそうです。

商品開発の仕事に携わり、自分の選んだ商品が顧客の手に渡って喜んでものに逃げられないという、焦っている夢を何回か見たことを話されました。

全体的な症状とお子さんの頃の性格、夢の中で感じたご本人の印象から、自分のアイデンティティと他人との関係性という課題に問題が集中しているため、それを根拠にシリカを処方しました。

幼い頃は、目立つことをして人の気を引くような行動が多かったと記憶していました。集中力がなく、勉強のコツがよくわからなかったのと、一旦、自分の意志が定まると、他人の意見は左右されなかったようです。

こと、自分が嫌うこともどっちも絶対に嫌で、論争を避けたいそうです。そのため、日常生活で不安を感じています。

慢性症状がホメオパシーで改善！

CASE

スタフィサグリア
で改善した症例

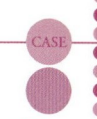

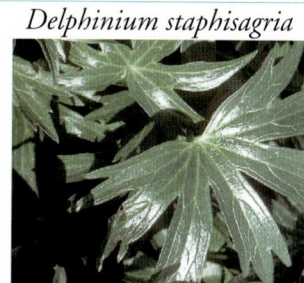

（ヒエンソウ）

Delphinium staphisagria

「右側の顔と首の凝り、怒りの感情が爆発する」

40代の女性、主訴は「右側の顔と首の凝り、怒りの感情が爆発する」でした。

前医により、不眠とイライラに漢方を処方されある程度の改善はしていますが、さらなる治療にホメオパシーが適しているのではないかと推薦があり、ご本人もそれを希望したことで、主治医交替となりました。

右目の周辺がボッとして、芯部が凝っているように感じるそう。息を吸うとき、体の奥につっかかる違和感があり、右顔から首・肩にかけてツーンとした痛みを線状に感じるとのこと。

感情面では、仕事で人と話していると怒りを覚え、相手を叩きのめすほど論理的に言い返すことが多く、冷静を保てないそうです。自分が否定されたと感じ、相手が自分のことを全くわかっていない、評価していないと思うとのこと。

世の中で起こった悲劇的惨事に伴って職を失い、やむなく現職に就きましたが、本来の自分の専門分野と違うで、他者からは素人に見られているようで評価が十分に得られず、罠を仕掛けられている気分になるそう。雑用係などにいいように使われていて、給料にも役職にも評価が反映されないことに

納得できないそうです。

日常生活に趣味をとりいれて、その怒りを解消しようとしても、抑えきれない怒りを感じています。責任ある仕事を任せてもらえないのが悔しく、雑用を押し付けられると、カーッとして手と声が震え、「何なんですか！」と言い返してしまうそうです。以前の職場をやめた後にみた夢は、職場の上司が怒鳴っているシーン。彼はいつも怒鳴っていたので、それが象徴されて夢にでてきたと思うとのこと。

主訴全般に渡って話していただいた後、趣味や幼少時代などひと通りうかがいましたが、最終的に抑えきれない怒りと右顔面を中心とした、凝っているような痛みを根拠にスタフィサグリアを処方しました。

約2カ月後の再診で体調はかなり改善し、怒りも鎮まり安定してきました。その間は、強い倦怠感や顔の吹き出物が出ましたが、変なものが抜けていく

慢性症状がホメオパシーで改善！

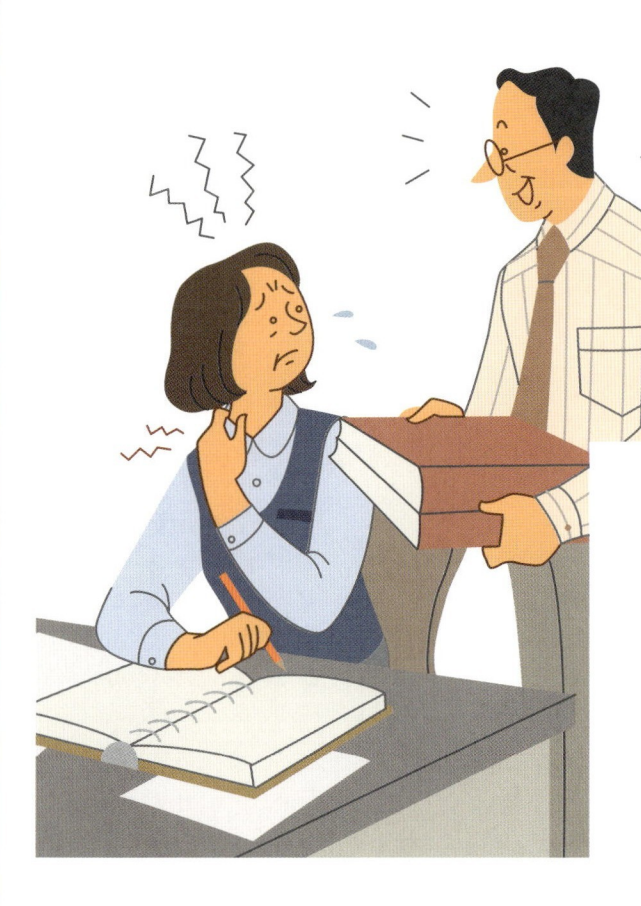

手応えがあったそうです。

それから2ヵ月後、ストレスが重なり首の痛みが軽く再発したためレメディの再投与を行いましたが、全般的には安定傾向が認められていましたので、漢方薬は減量を始めました。

6カ月後には、肉体的な症状は明らかに改善し安定していましたが、人間関係に対する怒りや執着がまだあるということで、カウンセリングをすすめ、早速受けていただきました。

初めてのレメディ投与から8ヵ月後の再診では、カウンセリングの成果も出て、職場でのストレスの影響を受けにくくなっており、情緒もかなり安定。右側の顔から首にかけての違和感の自覚なくなり、左右差も全く感じないとのことで、元気な頃の体調が戻ってきているとのこと。睡眠も、以前は漢方薬で眠気を促していましたが、ここ1カ月くらいは使わなくても大丈夫になったことから、漢方も全て中止できました。

最初のレメディ投与から1年経った現在は、体調・気分ともに良好な状態を維持し、厳しい環境の中でも、自分のバランスを保って元気に過ごしています。

スーヤ で改善した症例
（ヒバ）
Thuja occidentalis

CASE
「体の冷えと粘膜が弱いので免疫力を高めたい」

30代の女性、主訴は「体の冷えと粘膜が弱いので免疫力を高めたい」です。乾燥すると喉や鼻の調子が悪化、淡い黄色から茶褐色をした鼻の汁が喉の後ろに落ちてくる。粘膜の働きが弱く、お腹が張りガスもたまりやすいと感じているそうです。疲れるとおりものにているそうです。

刺激を伴い、陰部がかきむしりたいほどかゆくなるとのことでした。

子どもの頃にあった出来事がきっかけで、「男性に対する嫌悪感が生まれ、自分が汚れている感覚」があり、今でも思い出し、自分が女性であることを受け入れがたいそうです。

また、実母との関係が密着し過ぎていて支配されていると感じる、悲観的過ぎる傾向があるので、もっと楽観的になりたいとのこと。

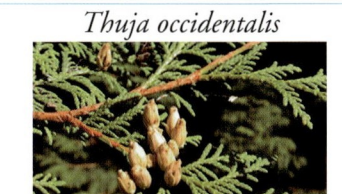

対人関係に疲れやすいのに八方美人でいようとするので、神経がすり減る疲れがあるそう。会話の中の些細なことが忘れられず、自分自身が蝕まれている感じがするとのこと。気になっていることがすぐに夢に出てくるので眠りが浅く、現実と睡眠の区別がつかないときがあり、夢が現実に感じることも。そのため、寝起きがすっきりせず、毎日が苦痛で現実が苦しいと思うそうです。

小さいときは母親から離れられず引っ込み思案で臆病、特に初めての人や物など、知らないものは怖くて自分が傷つけられる感じがする。心の奥底では自分の存在が否定された感じして、自分がとても可哀想に思えるのこと。ガラスのように薄く、パリンと音をたてて壊れたら元の形には戻れない感じ、自分が脆いような感じがあり、一人でいるときが一番心地よく気楽だそうです。

全体的な症状と感覚から、スーヤと判断し処方しました。レメディを摂ってすぐに鼻の調子は改善し、代わりに湿疹が現れ、おりものの量も増えたそうですが、全体的な活力は上がっており、アグラベーションと判断し経過を見守りました。約半年後、症状全般の改善があり、夢も明るくなったとのこと。自分が女性である嫌悪感も消え、子どもの頃の嫌な記憶も思い出さなくなったと報告を受けました。

本書の構成

巻頭特集
「日本のホメオパシー セルフケアから慢性症状の改善まで」……4

セルフケアを実践する方々の紹介からセルフケアを支援するショップ、薬剤師（薬店）の紹介、専門家によるアプローチまで、日本のホメオパシーの現状をお伝えします。

「ホメオパシーを理解するために 〜ホメオパシーの基礎から症例集まで〜」……15

ホメオパシーと現代西洋医療との病気に対する考え方の違いや健康と医療について考えるとともに、ホメオパシーの基本的な知識をまとめました。ホメオパシーにおける歴史的人物の紹介や、現代の世界のホメオパスも紹介します。

「慢性症状がホメオパシーで改善！ 14のレメディによる17の症例集」……28

アルグ・ニト、ナックス・ボミカ、アコナイト……など、14のレメディで改善した症例を紹介します。違う症状が同じレメディで改善した例も掲載しています。

第一章
ホメオパシーの理論 ……55

類似の法則、病気の感受性、シングル・メディスン、極微量投与の法則など、クラシカル・ホメオパシーの基礎と理論を症例を交えながら考察します。

第二章
ホメオパシーの実際 ……123

「レパートリー」の読み方や種類、「マテリア・メディカ」などにも触れながら、ホメオパシーの問診（ケーステイキング）はどのように行われるのかを解説。急性・慢性のサンプルケースも収録。

第三章
マテリア・メディカ　10種類のレメディ・ノート ……161

アコナイト、アルセニクム、エイピス……といった、ポリクレストと呼ばれるレメディの中から10種類を選び、それぞれのレメディの特徴を解説するとともに、3000種類以上あるといわれるレメディをどのように理解していけばよいか、そのテクニックを紹介します。

別冊
「セルフケアのための52のマテリア・メディカとレパートリー」

セルフケアのためのマテリア・メディカとレパートリーをまとめました。本冊から取り外すことができるので、レメディの購入や外出、旅行などにも携帯して活用してください。

Contents

はじめに……2

日本のホメオパシー セルフケアから慢性症状の改善まで……4

ホメオパシーでセルフケア① セルフケアの実践とショップ活用……5
- セルフケアの実践 (6) ショップ紹介 (7)

ホメオパシーでセルフケア② 薬の専門家・薬剤師がセルフケアをサポート……8
- 薬店・薬剤師紹介 (9)
- 専門家によるアプローチ……10
- 専門家紹介 (11) スーパーバイザーの必要性 (13)
- レメディの品質……14

ホメオパシーを理解するために ～ホメオパシーの基礎から症例集まで～……15

ホメオパシーとは (16) 病気になるのはいつ？ (17)
- ホメオパシーと現代西洋医療との病気に対する考え方の違い (17)
- 薬について考える (18) 健康と医療 (19)
- レメディとは……20
- バイタルフォースとは……21
- もうひとつの西洋医学—ホメオパシー……22
- ホメオパシー歴史人物の紹介 (22)
- 現代の世界のホメオパス……26

慢性症状がホメオパシーで改善！ 14のレメディによる17の症例集……28
- アルグ・ニトで改善した2つの症例 (30) ・ナックス・ボミカで改善した3つの症例 (32)
- アコナイトで改善した症例 (36) ・アルセニクムで改善した症例 (37)
- カウスティクムで改善した症例 (38) ・ドゥルカマラで改善した症例 (39)
- ハマメリスで改善した症例 (40) ・イグナシアで改善した症例 (41)

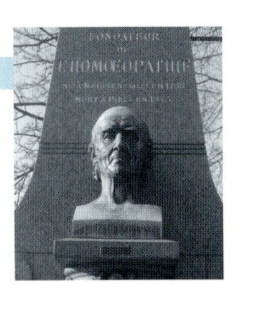

50

- ラケシスで改善した症例 (42)
- セピアで改善した症例 (43)
- リコポディウムで改善した症例 (44)
- シリカで改善した症例 (45)
- スタフィサグリアで改善した症例 (46)
- スーヤで改善した症例 (48)

第一章 ホメオパシーの理論 ……55

類似の法則 ……56
- 類似の法則の誕生 (56) 治療における「類似」と「異種」の違い
- 類似の法則はどのように治癒をもたらすか (59)

病気の感受性 ……62
- 病気の感受性とは (62) 感受性の違いはどこから来るのか (64)
- 病気の感受性に関する典型的な例 (65) 病気の感受性はなくすことができる？ (66)

プルービング ……68
- プルービングとは (68) プルーバーの条件 (70) プルービングの方法 (72)

症状の全体像 ……74
- 症状を把握する (74) ケーステイキング（問診）における全体性 (74)
- 症状の全体像をみるテクニックも発展している
- ジョージ・ヴィソルカスのテクニック (77) ・ラジャン・サンカランのテクニック (78)

シングル・メディスン ……80
- シングル・メディスンとは (80) シングル・メディスンの難しさ (81)
- シングル・メディスンのメリット (82) レメディは根拠をもって処方する (83)

極微量投与の法則 ……84
- 薬の副作用による症状の悪化 (84)「極微量投与の法則」の誕生 (84)
- 毒性物質の投与も可能に (86)

ポテンタイゼーション ……88
- ポテンタイゼーションとは (88) ポテンシーの違い (89)
- ポテンシーの違いはどのように使い分けるか (90)
- 最低限の刺激で治癒を促すケース (92)

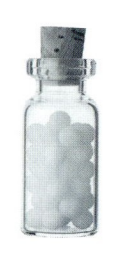

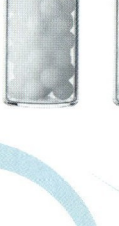

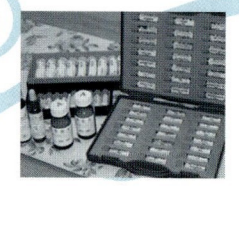

Contents

ケース：最低限の刺激で治癒を促した症例 (93)
物質が含まれていないという抵抗感 (94)
非物質的なものの作用 (95)

シミリマム (100)
シミリマムとは (100)
シミリマムまでの道のり〜初診 (102)
シミリマムの威力 (101)
シミリマムまでの道のり〜再診 (103)

治癒の法則 (104)
治癒の法則とは (104)
治癒に至るまでの自覚症状 (105)
治癒の法則：Aさんのケース (110)

急性病と慢性病 (112)
急性病と慢性病の違い (112)
急性病とは (113)
慢性病とは (113)
マヤズム (115)
マヤズムの種類 (116)
現代マヤズムの理論 (117)

発展し続けるホメオパシー (118)
発展し続けるホメオパシー医学 (118)
ホモトキシコロジーとは (119)
コンビネーションとは (119)
ティシュソルトとは (120)
フラワーエッセンスとは (121)

第二章　ホメオパシーの実際 (123)

レパートリー (124)
レパートリー！ (124)
症状の百科事典「レパートリー」 (124)
レパートリーの歴史 (124)
レパートリーの構成 (125)
章とルブリック (126)
レパートリーの使い方① (127)
数値評価分析表 (129)
レパートリーの使い方② (130)
レパートリーの読み方 (131)
レパートリーの落とし穴 (131)
レパートリーは生身の人間そのもの (133)
レパートリーのもうひとつの役割 (133)

マテリア・メディカ (134)
レメディの百科事典「マテリア・メディカ」 (134)
レメディの原材料 〜鉱物・植物・動物・ノゾ・その他〜 (135)
レメディの共通性・類似性 (136)

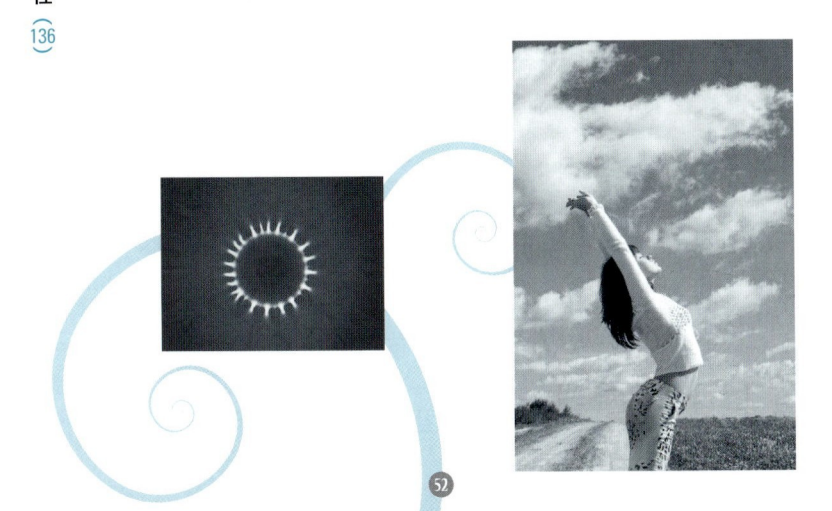

マテリア・メディカの種類 (139)
問診の心構え (140)
問診（ケーステーキング）とは (140)
現在の問診スタイルに至るまで (141)
ケースの分析と処方 (143)
ケースの分析 (146) 処方の選択 (146)
処方が明確でない場合 (148) 処方の決定 (148)
ケースの観察と評価 (149)
ケースの観察 (154) ケースの評価 (154)
サンプルケース「急性のケース 風邪」 (150)
サンプルケース「慢性のケース」 (156)

第三章 マテリア・メディカ 10種類のレメディ・ノート
レメディを理解するために (161)
アコナイト 164 アルセニクム 168 エイピス 173 ラケシス 176 ナックス・ボミカ 180 ナト・ムール 185
フォスフォラス 189 フォス・アック 193 ルス・トクス 196 カルシノシン 200

おわりに 204 さくいん 206 参考文献 207

one more lecture
薬と、ホメオパシック・レメディと、生命エネルギー 61
同毒療法？ 類似療法？ 同種療法？ 86
Dr.ナカムラの苦い思い出 98 ホメオパシーの科学的評価 99
ホメオパシーとフラワーエッセンスの違い 122

● 別冊「セルフケアのための52のマテリア・メディカとレパートリー」

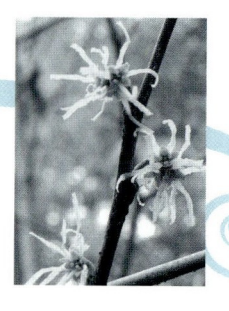

質のよい問診とは (143) 主訴とモダリティ (144)
問診のスタイル (141)
治癒を妨げるもの (156)

取材協力

谷津直樹さん、美和さんご夫妻/縹縹さんご一家/ニールズヤードレメディーズ/マリエン薬局/スピリファ自由が丘/ナチュラルネイチャーホリスティックカレッジジャパン/統合医療ビレッジ/Dr.スタン・イエスミヤッカ/シュミット・ナーゲル社

写真提供協力

Dr. Marc Brunson / Editions Liégeoises d'Homéopathie
アコナイト (p.36/p.162)、アルセニクム (p.37/p.162)、アルグ・ニト (p.30)、イグナシア (p.41/p.184/p.188)、スーヤ (p.48)、スタフィサグリア (p.46)、ジェルセミウム (p.184)、シリカ (p.45)、セピア (p.43)、ドゥルカマラ (p.39)、ナト・ムール (p.163/p.188)、ナックス・ボミカ (p.32/p.51/p.163/p.184)、ハマメリス (p.40/p.53)、ラケシス (p.42/p.163)、リコポディウム (p.44)、ルス・トクス (p.163/p.198)
シュミット・ナーゲル社 (スイス)
シュミット・ナーゲル社写真 (p.14)、レメディのキルリアン写真 (p.15/p.52)、アーニカ写真 (p.204—205)

資料提供

NPO法人 銀座ミツバチプロジェクト (西洋ミツバチ)

協力

高橋信子/Patrick THERY/窪田由美 (通訳)

スタッフ紹介

執筆協力：樋渡志のぶ
カバー・本文デザイン：杉原瑞枝
カバーイラスト：金子真理
本文イラスト：金子真理/平沢真由美
DTP制作・図版制作：株式会社グラフト
カバー・本文写真撮影：春日之江
取材写真撮影：樋渡志のぶ/熊田徹也/中村裕恵 (ハーネマン写真)

「ホメオパシーに関する注意点」

ホメオパシーは、日本では医療として認められていません。同様に、ホメオパシーのレメディは医薬品ではありませんので、ご注意ください。レメディを使用する際には、商品の取扱説明書や注意事項をはじめよく読み、正しくお使いください。妊娠中の方、慢性病の方をはじめ健康状態に気になることがある方や、医療機関で治療中の方は、必ず医師に相談の上、使用するかどうかの判断をしてください。本書の著者、出版社は、レメディの使用やホメオパシーの実践によって生じた健康上の問題に対する責任を負いません。また、本書の中で臨床例を紹介していますが、それらは個別の症例であり、たとえ疾患名や症状が同じであっても、すべてにあてはまるものではありません。

第一章　ホメオパシーの理論

類似の法則
Low of Similars

「類似の法則」の誕生

「類似の法則」とは、ホメオパシーの名前の由来（16ページ参照）からもわかるように、ホメオパシーの大原則ですが、「似たものが似たものを癒す」という概念については、ハーネマンの時代よりもずっと以前にありました。

医学の父ヒポクラテス（22ページ参照）は、紀元前4世紀に「病気は似たものを通じて発症し、似たものを用いることによって治る」と書き記しています。旧約聖書の中にも、「ヒトは反対の性質を以って癒すが、神は類似の性質を以って癒す」とあり、人間は反対のものを使って治療にあたり、治癒は類似の性質を持つもので起こると記されています。

例えば、熱が出たとき、毛布をたくさんかけて寝たり、温かいスープを飲んだりして、熱を促す知恵は、同じ「熱」というエネルギーを使った類似療法にあたります。これも温度の違いはあるものの、氷枕で冷やすことも温度差を利用して「熱」というエネルギーに働きかける類似療法でもあります。

ルービングとなった「キナ皮の実験（23ページ参照）」で、古代ギリシャ時代から存在する「類似の法則」こそが、「健康な人にある症状を引き起こすことのできる物質は、逆に、それらの症状を持っている病人を治癒することができる[Similia Similibus Curentur]」は、ハーネマンによってホメオパシー医学として体系づけられ、再び蘇ったのです。

サミュエル・ハーネマン（23ページ参照）は、ホメオパシーの歴史で紹介した自ら試し、最初のプルービングとなった「キナ皮の実験（23ページ参照）で紹介した自ら試し、最初のプルービング（25）

「すべての薬は例外なく、薬がもたらす症状に最もよく似た病の症状を癒す」（『オルガノン』）§

※"ORGANON of the MEDICAL ART"（207ページ参照）より。

Low of Similars

第一章 ホメオパシーの理論

治療における「類似」と「異種」の違い

ハーネマンはホメオパシーに対し、当時主流であった一般医学を「アロパシー（Allopathy）」と名づけました。「アロ」とは、「異種」という意味で、アロパシーは「異なった癒し」を意味する「逆症療法」と訳されています。病気の症状と反対の作用を持つ薬を投与する医学のことです。熱が出たとき、それを意図的に下げる解熱剤は、発熱とは反対の下熱作用を使うアロパシーです。

熱で苦しんでいる患者の症状を和らげるために、「解熱剤」で熱を下げることは、正しい治療方法に思えます。しかし、そもそもなぜ、熱が出るのかを知る必要があります。発熱は、私たちの体にある免疫機構が、体内に進入してきた細菌やウィルスと戦っているバイタルサイン（体の状態を表す情報）です。

細菌やウィルス、ガン細胞は熱に弱いので、免疫機能が正常に働けば、発熱によって数日で自然に退治できます。39度を超える高熱、高熱が体にとって負担になる危険な事態ではない限り、無理に熱を下げるのではなく、様子をみて熱に対処することが大事です。

ホメオパシーとアロパシーの違いを、19世紀に活躍したアメリカの著名なホメオパスの一人であるジェームス・タイラー・ケント（25ページ参照）著『ホメオパシー医学哲学講義』の精神病治療の

熱が出たときに、毛布をたくさんかけて熱を促す知恵は、「発熱」と同じ「熱」を使った類似療法である。

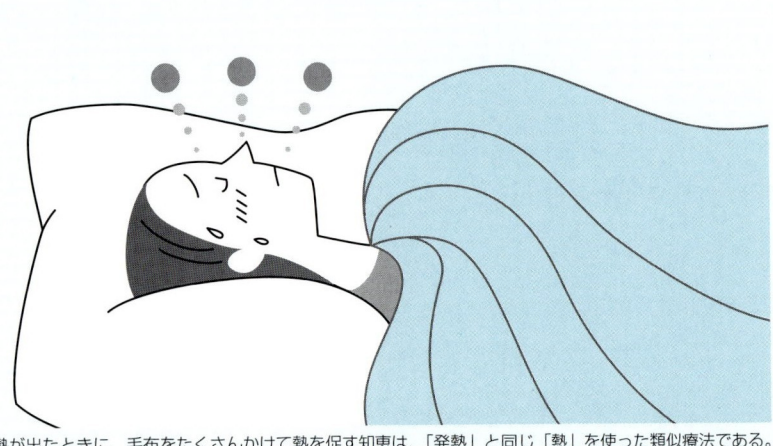

例※を ひいて説明してみましょう。例えば、心から愛している婚約者を亡くした若い女性がいるとします。大事な人を失い、悲嘆し、明けても暮れても立ち直れずにいる彼女は、次第に生きていることが苦痛になってきます。なぜなら、彼を失った悲しみで人生の目的を見出せなくなり、残された自分の存在すら、まるで無意味に感じてきたのです。その結果、うつ状態から抜け出せずにいます。かつて希望に満ち溢れていたときと同じような生活が送れなくなってしまった彼女が、アロパシーの医師と、ホメオパシーの医師に診てもらいました。

「人生を変えるほどの大きなショックを乗越えて、一日でも早く以前と同じように、前向きに取り

組めるよう力を貸す」という医師の役割と目的は同じですが、アロパシーではうつを起こしている体内物質を重視します。そのため、彼女の体内で起きている現象、脳神経の不調によるホルモン物質や神経伝達物質のアンバランスに着目し、それらを客観的データの見地から検査します。従って、それらの数値に異常がない場合は、「どこも悪くありません、気の病です」となり、気持ちをしっかり持ちなさい」となり、抗うつ剤が処方されるでしょう。

現代では、ハーネマンの時代と比べると薬の技術も進歩して、脳神経に直接作用する薬も発見されていますが、この女性の場合、うつとなった原因は心理的ストレス

を与えることは、類似の法則に当てはまりません。

一方、ホメオパシーでは、彼女が自覚している様々な症状に着目し、健康な人に、悲しみから由来する同じような症状を引き起こすことのできるレメディを処方します。

うつ状態であることに加え、他にどのような症状があるのかも、処方を決定する大事な要素です。悲しみに暮れている、人と会いたくなくなった、泣いている、目が疲れやすい、頭痛がする、塩分が欲しくなったなど、健康時とは変わってしまったことを含めた症状全体を診るのです。

このように、病人の何を診るかによって、アプローチの方法は医療によって異なります。「病気の感

※58〜60ページは、『ホメオパシー医学哲学講義』の
200〜201ページを参考にしました。

Low of Similars

第一章 ホメオパシーの理論

受性」(62ページ)で詳しく述べますが、悲しみや寂しさといった心理的、または精神的なことが原因でもたらされる症状は人によって様々であり複雑なので、一般的に標準化することは難しいのが現状です。

「類似の法則」はどのように治癒をもたらすか

では、類似の法則はどのように治癒をもたらすのでしょう。この女性の場合、悲しみが彼女に「うつ」という症状をもたらしました。もし、その悲しい出来事が起きなければ、彼女はうつにならなかったかもしれません。

いずれにしても「うつ」になった彼女が、同じ「悲しみを体験した人」に、自分の悲しい出来事を

ホメオパシー医
彼女が自覚している様々な症状に着目し、健康な人に、悲しみから由来する、同じような症状を引き起こすことのできる物質を探し、レメディとして処方する。

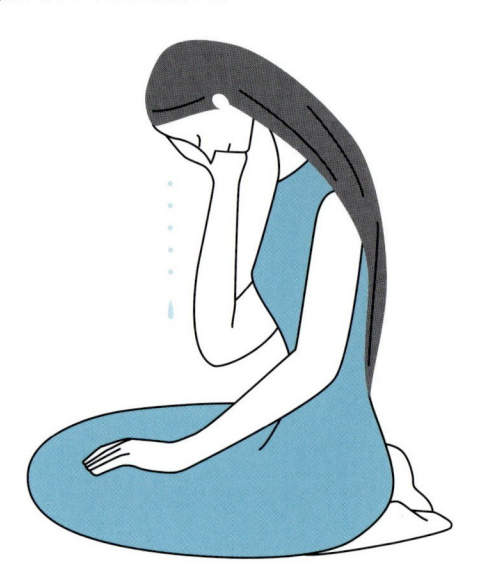

アロパシー医
彼女の体内で起きている現象に着目し、神経の不調による産生物質、病理学的変化を診断し、現代医薬品として処方する。

59

聞いてもらったとします。すると、相談相手は、「私も同じ体験をしたわ。あなたが感じている悲しみはよくわかります」といって、一緒に泣いてくれたとしましょう。そこには、同情と共感といった心理的な結びつきが生まれます。

治癒が可能な精神的疾患は、「同じ体験をした人が、自分の悲しみを全面的に理解してくれた」と実感できれば、慰められ、心強くなり、勇気を与えられたと感じ、治癒を可能にすることが知られています。

同じ経験をした人と経験を分かちあう手法は、心理療法でも行われています。

ハーネマンも、この方法を精神的疾患の患者に施しましたが、心理的な結びつきだけでは治癒が促されない場合、ホメオパシーのレメディを活用しました。

類似の症状を引き起こすことができる、同じエネルギーを持ったレメディが、類似の法則に沿って正しく選ばれれば、精神的疾患の治療の例と同じように、治癒を可能にするのです。治癒をもたらすレメディの性質について、ハーネマンは次のように述べています。

「病気とは、要するに健康な人間の状態が変化をきたし、病的な徴候を表している現象である。また、治癒は病人の状態を健康にすることによってのみ、もたらされなければならない。そして、薬は、感覚と機能を備えた人間の健康状態に働きかける力を持っていなければ、病人に治癒をもたらすこと

ができない。薬の治癒力とは、人間の健康状態を変える力そのものである」(『オルガノン』§19)

「薬のもつ治癒能力は、強さという点では、病気よりも優勢であり、病気に類似した症状を起こさせるのである。したがって、個々人の病気を確実に、根本的に、永久的に消滅させることができる適切な薬とは、最も似かよった病気の症状を健康な人間に作り出すことができて、同時に、病気よりも強力な症状を作り出すことができる薬のみである」(『オルガノン』§27)

Low of Similars

one more lecture

薬と、ホメオパシック・レメディと、生命エネルギー

　現代は、科学技術も進み、薬理学の発展から、各薬物の身体領域での作用機序（薬物が生体に作用を現すメカニズム）がわかるようになりました。ある薬に含まれる特定の成分の働きは化学的であり、健康を維持するための重要な反応を助けます。

　ですので、薬によって副次的に起こる反応は、人によっては深刻な副作用となり、また、反応を起こす容量にも個人差があります。

　一方、ホメオパシーのレメディの作用は、バイタルフォースという生命エネルギーそのものに共鳴させ情報を与え、生命エネルギーの領域で反応を起こさせます。その作用は、化学レベルから細胞組織レベル、そして精神レベルまで広い領域に作用します。その影響する反応は、容量には依存せず、レメディのもつ情報、すなわち、原材料がポテンタイズ化されたエネルギーの情報の質と強さに、反応を起こします。

　ですので、レメディによって副次的に起こる反応は、個人が影響を受けるような情報にのみ、生命エネルギーの領域から副反応を起こします。この原理を利用したものが、レメディの作用を確かめるプルービングです。

　生物の基本単位が細胞であることや、物質の基本単位が分子であることがわかったのは19世紀です。20世紀には、細胞や分子が、その特性を失わずに到達しえる最小粒子が原子であり、原子は電荷やエネルギーといった特性を持っていることがわかりました。

　21世紀となった現在では、物質とエネルギーは表裏一体であることがわかり、細胞を重視する現代西洋医学とエネルギーを直接扱うホメオパシーやヒーリングが統合される時代に入りました。

　私が所属する統合医療ビレッジでのホメオパシーの試みは巻頭特集でもお知らせしたとおりですが、私の主宰するナチュラル・レメディ研究会では、エネルギーを直接扱うヒーリングと、自然療法や医療との融合への試みを始めました。

　私たちに宿る、細胞と生命エネルギー、どちらのバランスもよく、元気で楽しい人生を選択したいものです。

第一章　ホメオパシーの理論

病気の感受性

Susceptibility to disease

病気の感受性とは

近年、冬になるとインフルエンザの流行が目立つようになりました。毎年インフルエンザにかかってしまう人、全くかからずに元気に冬を越す人がいますし、同じ会社の中で、同じような仕事をこなし、似たような生活習慣をしているのに、インフルエンザにかかる人、かからない人がいます。なぜ、人によって反応が違うのでしょう。または、毎日同じ食事をして、ストレスを分かち合って生活している仲のよいご夫婦なのに、奥さんは血糖値が高いので大好きなご飯の量を調整して食べなくてはならず、ご主人は血圧が高いので大好きな塩分の高い食べ物を控えなくてはならない、という例もあります。

同じ食生活を送っているのに、どうして違う病気が発症するのでしょうか。

ホメオパシーでは、個々の人間に「病気の感受性」が備わっていると考えます。

たとえ、食事やライフスタイル、生活や仕事の環境が同じでも、それらの影響に対する反応は千差万別なのです。

58ページ～で紹介した例のように、婚約者を亡くす悲しみを体験しても、うつ病にならずに悲しみを乗り越える人もいれば、過呼吸や胃痛など身体的な症状を患う人、精神性を求めて宗教活動に没頭し始める人など、人によって様々な反応があります。

ハーネマンは著書『オルガノン』の中で、以下のように「病気の感受性」を記しています。

第一章 ホメオパシーの理論

「私たちが悪性と呼ぶ有害な力は、現実には色々と存在しており、それは心理的なものであったり、物理的なものであったりする。しかし、それ自体は私たちに病的な不調和を起こすような絶対的な力を持っていない。もし、生体がその力に対して、確実に十分な健康をもたないままさらされてしまうと、病気の感受性は強まり、健康状態は部分的に変化する。そして、異常な感覚や機能の不調和が変化してしまった場合、病気が発生してしまうのである。」(『オルガノン』§31)

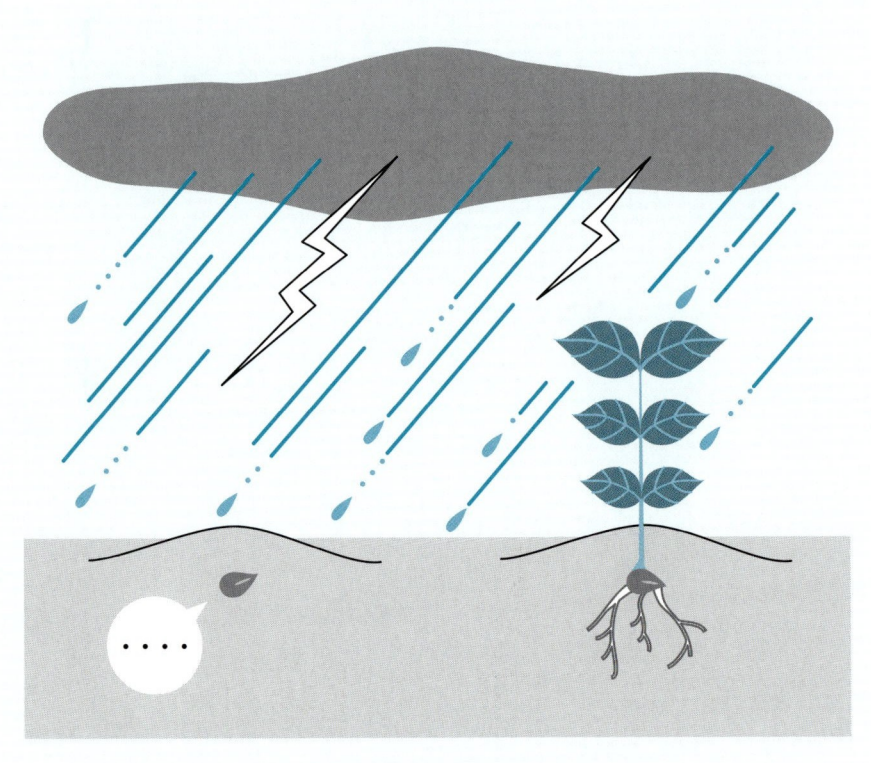

参考：「感受性とは、病気の種がまかれている土のようなものである。土の条件によって種は育つ。種は、私たちの存在のあらゆるレベルに影響をおよぼそうとする外界からの影響を受ける」
"The Complete Family guide to Homeopathy" Cristopher Hammond著

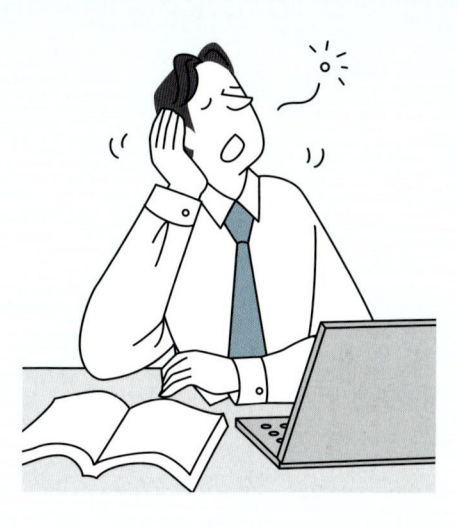

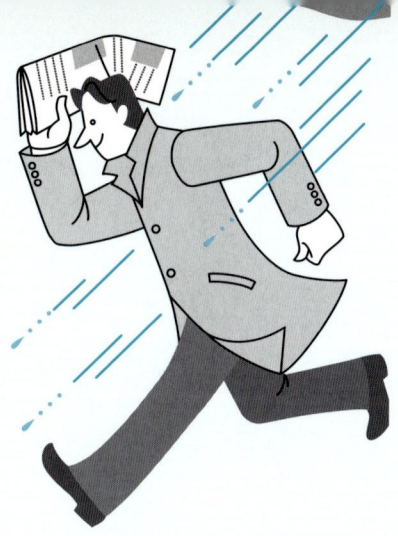

病気の感受性は、常に変動している。

感受性の違いはどこから来るのか

病気に対する感受性は、人それぞれであることがわかりました。では、同一人物について考えてみましょう。病気の感受性は常に一定なのでしょうか。

私たちの健康は、「今日は調子がいい」、「今は疲れている」、「食べ過ぎて具合が悪い」と自分で感じているように、寝不足、栄養状態、心理的ストレスの度合いによって、常に変動しています。

風邪を引いたとき、「休みになって気が抜けた」、「うっかりうたた寝をした」と、多くの人は自分が風邪になった原因を何となく悟っています。たいていは体力や気力が落ちているときに、風邪を引くということは、その病気に対して感受性が高くなっていることを示しています。

「短い睡眠時間、不規則な食生活、重くのしかかる仕事上の責任、家庭の問題、あるいは大きな悲しみに見舞われたとしても、一生涯能動的で活発な生活を送ることができる人もいれば逆に、些細なストレスにも弱く、充分な睡眠時間と休息を要し、ちょっとした不規則な食事によっても様々な症状に悩まされる人もいる。(『サイエンス・オブ・ホメオパシー』(上) ジョージ・ヴィソルカス著)

ホメオパシー治療を受けに来院された方々の、病気の感受性に関する典型的な例を紹介しましょう。

Susceptibility to disease

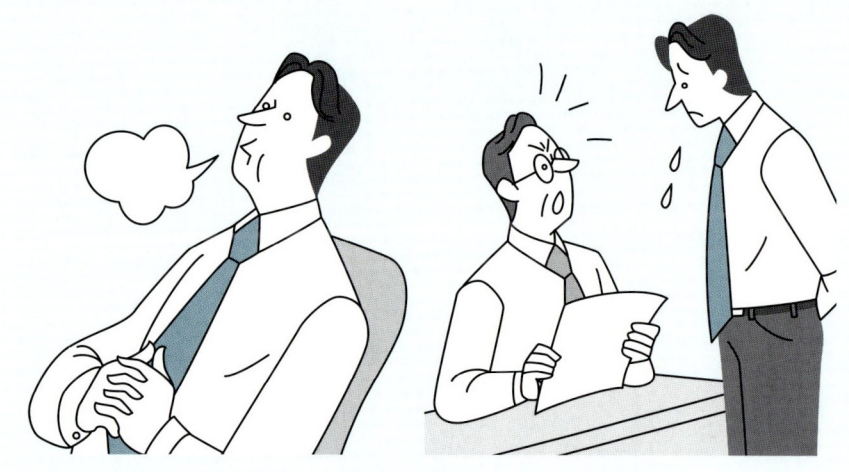

病気の感受性に関する典型的な例

❶ 引退後の生活を夢見て、主人と二人で事業を起こし本当に懸命に働き、あと少しというところで、主人が末期ガンで亡くなりました。主人のお葬式が終わった直後に帯状疱疹になりました。

❷ 娘はマイコプラズマ肺炎に半年ほど前にかかり、回復に手間取りました。その後に、気分の落ち込みもでてきて、毎日学校に通えない日々を送っています。

❸ 数年前に色々な悲しいことが一気に自分の身にふりかかりました。特に夫とのいさかいがあり、はっきり怒るべきだったのですが、そのとき、心が凍るように感情を表せなかったのを今でも覚えています。それ以来、イライラしやすくなり、最近は関節の痛みがとれません。

❹ 5年前に交通事故に合いました。身体は衝撃をうけず、後遺症もなかったのですが、そのときに周囲で起こった惨劇が脳裏に焼きつき、死の恐怖を感じました。それまで、病気しらずの健康体だったのに、パニック的な動悸が電車の中で起こるようになったり、胃の痛みを感じやすくなったり、胆石を手術することになったり、本当に交通事故以来、立派な病人になってしまってがっかりです。

❺ 浪人生活を送っていますが、過換気発作を起こすようになってから勉強に身が入りません。昨年懸命に勉強して絶対合格すると思っていた試験が通らず、ショックを受けてから不調が出はじめました。

どの例でも、特定の出来事（死別、失恋、深刻な感染症への罹患、大きな感情の抑圧、突然やってきた死への恐怖、不合格だったというショック）は、従来存在しなかったストレスを心身にもたらします。それが引き金となって、病気に対する感受性が敏感になり、不調が起きていることがわかります。症状は、生きる機能をつかさどるバイタルフォースが秩序を保つために現すサインですから、人によって感受性や症状は異なります。

一方、病気にかからない人というのは、その病気に対する感受性を持っていないといえます。ウィルスなどの外部からの攻撃を受けても速やかに防衛機構が働いたり、不幸な出来事に見舞われても乗越えることができたりするのは、その人が心身ともに健康であり、バイタルフォースがバランスを保ち続けているからです。秩序が保たれていれば、症状は表れません。

病気の感受性はなくすことができる？

ホメオパシーのレメディは、病気にならないよう病気への感受性をなくし、バイタルフォースの秩序を保つ手助けをします。わかりやすくいえば、病気にかかりにくい健康な状態に導くのです。

『オルガノン』の第32節には、「全ての生きている人間の健康に影響を与える薬の力というのは絶対的で無条件なものであり、その生体に十分に与えられた場合、薬の効果は、はっきりと認知できる」と記されています。つまり、薬というのは、どんな状況でも無条件に、かつ絶対的に効果があり、適切な量が処方されれば、必ず治癒をもたらすということです。適切なレメディは、乱れてしまったバイタルフォースのバランスを元の状態に戻すことができるので、症状も自ずと消えていくのです。

私たち人間は、個人的な意思に関わらず、インフルエンザの要因となる様々な現象を、止めることも避けることもできません。自然災害を完全に制御することは不可能ですし、インフルエンザの菌そのものを絶滅させることはできないのです。インフルエンザにならないよう、どんなに予防していても病気の感受性が存在し抵抗力もなければ簡単にかかってしまいます。ホメオパシーでは、この抵抗力を高

Susceptibility to disease

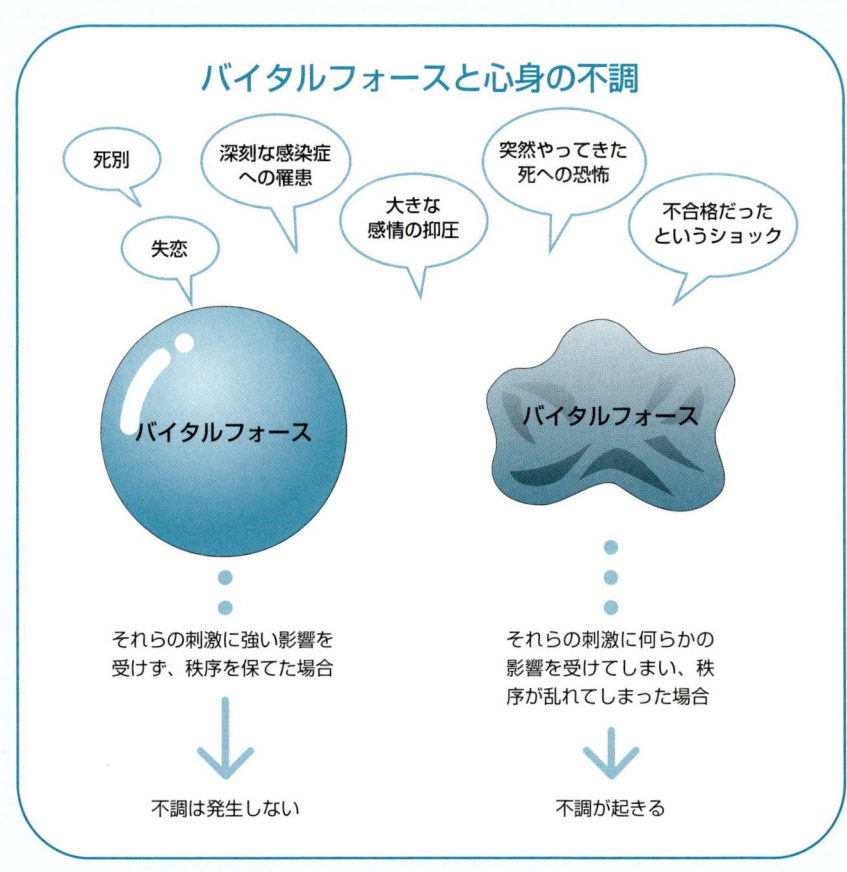

バイタルフォースと心身の不調

- 死別
- 失恋
- 深刻な感染症への罹患
- 大きな感情の抑圧
- 突然やってきた死への恐怖
- 不合格だったというショック

バイタルフォース（秩序が保たれている状態）
→ それらの刺激に強い影響を受けず、秩序を保てた場合
→ 不調は発生しない

バイタルフォース（秩序が乱れた状態）
→ それらの刺激に何らかの影響を受けてしまい、秩序が乱れてしまった場合
→ 不調が起きる

めることが、病気にかかりにくい健康な状態を保つための方法であると考えます。

「病気にかからない人というのは、その病気に対する感受性を持っていない」、ということを例を挙げて説明しましょう。

仲良し4人組の女子高生が待ち合わせをすると、いつもA子は集合時間に遅れてきます。遅刻するA子に失礼だと怒るB子や、どこかで事故に巻き込まれているのではないかと心配するC子、いつものことだから心配ないとのんびり待っているD子がいます。

このように、気の合う仲良しの友人であっても、反応は異なります。同じ状況でも、どのように反応するかは、感受性の違いであることがわかります。

プルービング Proving

プルービングとは

　ホメオパシーで使うレメディの効果を検証する方法をプルービングといいます。ハーネマンは、レメディの原材料となる物質が、健康な人にどう作用するかを調べることが重要だと考えました。なぜなら、それらの症状を観察した詳細な情報がなければ、そのレメディがどのような症状を癒すのかを知ることはできないからです。
　自身を含む、あえて健康な人を選んで薬の効果を体系的に調べた医師は、ハーネマンが初めてといわれていますが、その理由は『オルガノン』第21節に述べられています。

　「薬の潜在的な力は、そのままでは見ることが出来ない。厳格な実験者が観察をしても、健康な人間の健康状態を変える力以外には、薬やレメディの構成要素となるものは何も見いだすことが出来なかった。とすれば、薬がレメディとして作用するときは、特別な症状を作り出すことで、適切な治癒をもたらすことができるようになるといえる。そのため、それぞれの薬が持つ病気を作り出す力と、病気を治す力が何であるかを知るためには、内在する治癒的な力を引き出すものとして、薬が作り出す悪性の現象に頼るしかない」(『オルガノン』§21)

　薬の作用を確かめるには、健康な人がレメディを摂り、体調や気分がどう変化するかを観察しなければわからない、ということです。そのためには、厳密で正確なプルービングを行う必要があります。

プルービング

プルービングとは、レメディを健康な人に共鳴させて、何が起きるかを観察し、レメディに関する詳細なデータをとることである。

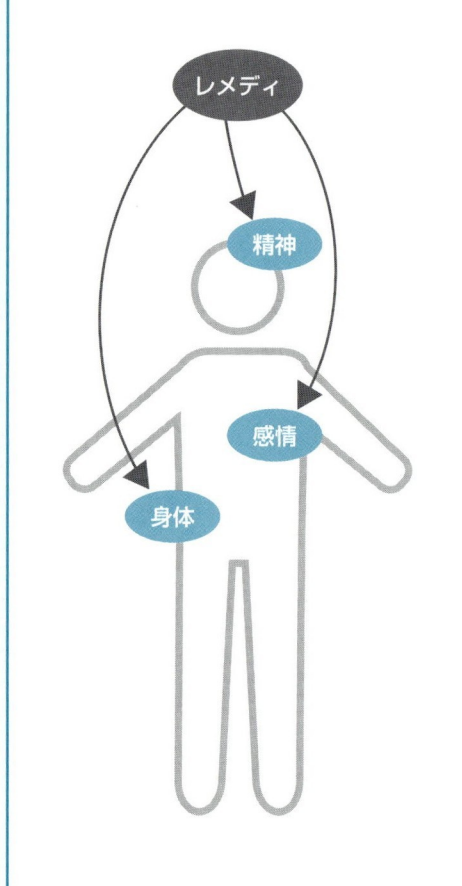

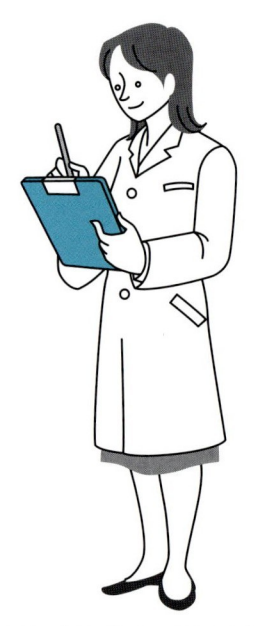

プルービングによって現れた症状を観察したデータがなければ、そのレメディがどのような症状を癒すのか知ることはできない。

プルーバーの条件

プルービングの参加者は、プルーバー（＝レメディの効果を証明する人）と呼ばれます。レメディがどう作用するのかを身を持って証明してくれるのですが、正しいデータを得るために、プルーバーとしてのいくつかの厳しい条件があります。

まず、先にも述べたように、一般医学の常識の範囲でできるだけ健康であるということ。プルーバーとなる人の年齢は18〜45歳くらいが最適で、加齢という自然の衰えが、プルービングの結果に影響を与えることのないよう配慮されなければなりません。

その他、現れる症状を細かく記録し監督者に報告することができ、紅茶やコーヒー、飲酒や喫煙の習慣がないこと、精神と肉体の自分自身の特性を冷静かつ客観的に把握できていること、などが挙げられます。

なぜなら、嗜好品や薬の影響を受けていない生活習慣を送っている人のほうが、物質に対する感受性が敏感でレメディの効果を体験しやすいからです。

喫煙者は、非喫煙者に比べると、匂いや味覚に対して鈍感であることが、一般的に知られています。

さらに、プルーバーは、10〜20年で廃れるような長い期間、有効性を証明できる情報を残すという、何世代にも渡る長い期間、有効性を証明できる情報を残すという、人類にとっても重要な役割を担っていることを理解している必要が

あります。

ハーネマンは、人種や年齢、性別に偏らないデータを集めるために、多くの人にプルービングに参加するよう呼びかけました。自らもプルーバーとなり、理解のある同僚や友人を実験台にして、生涯で100種類以上もの物質をプルービングしました。それらのレメディは、200年経った現代でも頻繁に使われています。

プルーバーになるには厳しい適正チェックがあり、健康だからといって、誰でも簡単になれるわけではありません。少なくとも1カ月の期間をかけて、事細かに自分の身に起きるあらゆる細かい症状を記録するのです。下痢、腹痛、頭痛といった体の症状の他、イライラ、眠気、気分の高揚など、さ

Proving

して重要ではないと思われる変化でも全て記録します。毎日、最低でも3回は記録された日誌が調査団によりチェックされ、適正が判断されます。

プルーバーの自然な状態を調査することで、感情面ばかり重視する傾向のある人、症状についての記録が雑で一般的なことしか述べられていない人、重症の喘息や各種アレルギーといった過敏症の人などは、プルービングの結果を混乱させる可能性があるので除外されます。

プルーバーの条件

1. 健康である
2. 18〜45歳（ハーネマンの時代の年齢条件）
3. プルービングに対する理解がある
4. 心身に現れる症状を詳細に記録し、報告できる
5. カフェイン・アルコール・ニコチンの摂取・習慣がない
6. 心身の状態を客観的に把握できる

など

↓

プルーバーの適正をさらにチェック。

プルーバー候補者は自分の身に起こる症状を詳細に記録する。最低1カ月間、毎日3回以上、この記録がチェックされ、適正が判断される。候補者の自然な状態をチェックすることで、実験の結果を混乱させる可能性を排除する。

記録する内容
いつ、どんなときに、どんなふうに起きたか。どんな痛みで、どんな感覚があるかなど、心身におとずれた症状や変化を詳細に記録する。
① 体の症状・変化…下痢・腹痛・頭痛など
② 心・感情の症状・変化…イライラ・眠気・気分の高揚など

プルービングの方法

このように、厳しい審査を経て適正と判断されたプルーバーの中から、さらに、レメディの作用による反応ができるだけ偏らないために、男女両方、異なる人種を含むグループをつくります。最も厳密に行われた過去のプルービングでは、体調は住んでいる環境からも多大な影響を受けるため、海、山、平原といった環境の異なる3カ所で実施され、実行前には健康状態を安定させるため、自然環境のよい場所で15日程過ごした後に本番といった、ダイナミックで慎重なプルービングが行われたこともあります。

実験方法は、二重盲検法（下段参照）で行われます。実験を管理する総責任者は実験の内容を把握していますが、参加者である実験者とプルーバーには、どのようなレメディのプルービングなのか、誰が本物のレメディを摂取し、誰が偽薬（プラシーボ）を摂取しているのかは一切わからないようになっています。プルーバー同士がお互いの症状や状態を会話することも禁止されています。

そのような状況下で、プルーバーは約1カ月の間、レメディを摂ります。自分の身に起きる体調、心理的な変化を事細かに詳細に書き記します。何時ごろ目がさめた、トイレが近くなった、イライラしやすくなった、辛いものが無性に食べたくなった、など、身に起きたちょっとした変化が記録される

二重盲検法

薬効検定方法のひとつ。薬の効果を検証するために、本物の効果だけでなく、本物と見分けがつかない偽物を用意し、両方を使って実験を行う。責任者を除き、被験者・試験者ともに本物かどうかわからないようにすることで、プラシーボ効果（思い込みによる効果）のない、薬の効果が判定できるとされる。

ので、膨大な情報量になります。

明らかにレメディによる変化とわかる症状が見られたプルーバーは、たとえ満期にならなくてもすぐにレメディの服用を中止します。各々服用を止めた後も、1日3回程度の詳しい記録をとり、新たな症状が現れないことが確定できるまで観察を続けます。

このように、事細かく記録された情報を、多くのプルーバーに表れた症状、極少数にしか見られなかった症状に分類しながらリスト化します。直接のインタビューも行い、レメディによって引き起こされる症状について、多大な時間と労力をかけて行う作業がプルービングなのです。

ただし、プルービングで得られた情報だけでは、レメディの効果として採用することはできません。この他に、レメディの素となる物質が引き起こす毒性学（下段参照）の知識や、実際に臨床に用いて治癒に導いたという成功事例の詳細などが加わって、レメディの効能として認められることになります。

プルーバーは、心身に起こる変化を詳細に記録する。

毒性学

毒性学とは、物質などが生体に与える有害な作用を研究する分野。生体に悪影響を与える物質について、その物質が生体に与える影響のメカニズムなどを研究し、物質の有毒性や安全性を予測するなどする。

症状の全体像

Totality of symptoms

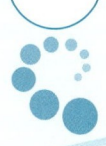

症状を把握する

プルービングという実験によって、それまで明らかにされていなかった薬の効果を知ることが可能になりました。

類似の法則に従って、似たような症状がでている人に用いれば、それらの薬は症状を生み出しているバイタルフォースの乱れをとり戻すエネルギーを生体に与えてくれるのです。

例えば風邪や発熱、痛みなどの一般的な急性症状であれば、ズキズキする鋭い痛みなのか、それともじんじんする鈍痛なのか、熱は急激に出たのか、落ち着きはあるかというようにその様子をよく観察し、具体的に症状を把握できれば、セルフケアとしてレメディを選ぶこともできます。

これは、プルービングの結果を書き記した情報と、症状を照らし合わせる作業ですが、慢性症状ともなれば症状はより複雑になります。

実際に自分で的確なレメディを探すのは難しくなるので、ホメオパシーの専門家に選んでもらう必要があります。客観的に症状を把握し、適切なレメディを選ぶのがホメオパスの仕事です。

ケーステイキング（問診）における全体性

ホメオパスは、通常1時間から長いときには3時間以上に及ぶケーステイキング（問診）を行います。患者さんの主訴を中心に話を聞きますが、レメディを選ぶために必要な情報を把握するには色々な話題に触れることになります。

質問の内容は、主訴に関する詳細、睡眠の状態（夢を含む）、強い印象が残っている過去の出来事、食べ物・飲み物の好き嫌い、など多岐にわたります。本格的なホメオパシーの問診を初めて体験する

方にとっては、単なる自覚症状だけの把握ではなさそうなので、「ホメオパスは、自分の何を把握しようとしているのか？」、「自分は一体、何をしゃべらされているのか？」といった不思議な感じがする方が多いようです。というのも無理はなく、主訴となる症状には関係なさそうな、心理的、精神的な状態や行動パターンを確認しますが、これは、適切なレメディを選ぶために必要な情報だからです。

こういったホメオパシーのケーステイキングを理解するには、薬物書である「マテリア・メディカ」や、症状集である「レパートリー」を読むと、その詳細な症状の羅列に、どんな質問をされても驚くに足らないということを実感

ケーステイキング（問診）

● ケーステイキングとは？

患者さんの主訴を中心に、レメディを選ぶにあたり、必要な情報を把握するために行う問診。さまざまな質問から症状の全体像をつかむ。症状の全体像（バイタルフォースの乱れの表現）を把握し、どのレメディと一致するかを観察して、処方の決定を行う。
所要時間：約1時間から3時間

質問の内容

① 主訴に関する内容
② 睡眠の状態（夢を含む）
③ 印象深い過去の出来事
④ 食べ物・飲み物の好き嫌い

など。その他、現在の通院の有無、既往歴、家族の病歴

していただけるかと思います。

また、問診で触れる内容以外にも、既往歴（今まで罹った病歴）や家族の病を含む歴史、現在、どういう病気でどんな治療にかかっているかも大事な情報です。ただそれらの情報は、ホメオパスにとっては患者さんの全体の一部を構成しているだけで、最終的には症状の全体像を把握します。これらを統括しているバイタルフォースの乱れの表現が、どのレメディと一致するかを観察し、処方の決定を行うのです。

症状の全体像をみるテクニックも発展している

ハーネマンの活躍していた200年前に比べると、私たちの住む環境や使える科学技術はだいぶ変わってきました。都市における人口の過密化や、情報伝達に使うインターネットはありませんでした。それは、人間のライフスタイルや生活様式は変わっても、根本的な情緒や人間として活躍する時代ではなく、そういう意味では、現代は、より複雑な社会環境や人間関係にさらされる時代といわれています。

しかし、確かに生活様式は変わったかもしれませんが、根本的な人間としての営みや感受性に関しては、変化しているのでしょうか。現代でも人気のある日本の戦国時代は今から約500年前ですし、中国の三国志も約1800年前の話になりますが、今でも、私たちはその中から人間関係の複雑さや単純さ、また人間らしさの情緒を学んでいます。聖書や、ブッダや孔子が残した格言は、何世紀もたった現在でも世界中で読まれており、基本的な道徳として受け継がれています。それは、人間のライフスタイルや生活様式は変わっても、根本的な情緒や人間としての生態は変わっていないことの現われではないでしょうか。

ホメオパシーは、人間の生活様式ではなく、人間のありのままを診る医学ですから、根本的な法則や哲学を変える必要はありません。ただ、文化や技術の変化に伴い、人間の感受性の変化や、環境によって生じる心理的、情緒的な変化に対応できるレメディを把握する必要があります。

極端なたとえ話ですが、天才と呼ばれているホメオパシーの祖ハーネマンでも、世界大戦を経験し、人工衛星を飛ばし、地球の裏側の

Totality of symptoms

第一章 ホメオパシーの理論

人とも同じ時間にインターネットでチャットできる200年後の現代人に、当時の知識だけで、ぴったり合うレメディを探すのは難しいでしょう。文明も時代背景も、ホメオパシーのレメディを選ぶ際には多少なりとも必要になってくるからです。ホメオパシーの基礎となる法則そのものは変わりませんが、問診と処方決定の方法は、多様化する世の中に合わせて変化するのが自然でしょう。

ハーネマンの時代には、どちらかというと体に着目した急性症状を主に、ケントの時代には心理や精神により強く焦点を当てられるようになりました。現代に活躍するホメオパスは、慢性症状や、心身相関疾患、独特な表現を伴った痛みや苦しみ、個人の感覚といった

ように、一昔前にはなかった概念にアプローチできるテクニックを編み出しています。現在でも、進化する文明と共にホメオパシーは発展し続けているのです。

ここで、「現代の世界のホメオパス」(26ページ参照) で紹介したジョージ・ヴィソルカス氏とラジャン・サンカラン氏のテクニックをご紹介しましょう。

ジョージ・ヴィソルカスのテクニック

世界中に知られているギリシャ人のホメオパス、ジョージ・ヴィソルカス氏は、ハーネマンが実践していたクラシカル・ホメオパシーを現代に復活させました。彼は、人間を身体・感情・精神の3面から立体的に見立てた理論を展開し、

健康レベルの概念を理論化しました。今まで曖昧だった身体と感情と精神をわかりやすく関連付けたのです。

また、ハーネマンの死後、高ポテンシーが誕生し、低ポテンシーとの使い分けについては、長い間明確な手段が確立されていませんでしたが、その人の健康レベルによって、ポテンシーを使い分けるヒントを編み出しました。

20世紀は、病原菌の発見や細胞の病理学が進み身体症状に重きを置きがちであったため、ホメオパシーでもレメディを複数投与する手法が主流になる風潮がありました。

しかし、ヴィソルカス氏は、高ポテンシーによる生体の乱れを最小限にするためにも、1種類のレ

メディを処方するという、ハーネマンの哲学に基いたシングル・メディスンを摂る方法を重んじています。ヴィソルカス氏は、ハーネマンの著した『オルガノン』を現代的に解釈し、シングル・メディスンの重要性を現代に復興させました。

ラジャン・サンカランのテクニック

ホメオパシーにおける新しいケーステイキングの技術を開拓し、実践しているインドのホメオパシー医師、ラジャン・サンカラン氏のもとには、世界中のホメオパスが彼のアプローチを学ぶために世界各地に集まります。ホメオパスにとって最初の役割は、バイタルフォースの乱れを正すレメディを選ぶことです。しかし、この第一歩をふみ出せないことが少なからずあります。ホメオパスは行き詰ると、適切なレメディを選ぶために、過去の症例や現在活躍している他のホメオパスの情報を収集します。

サンカランは、ホメオパシーの問診の際に、人間に存在する7つのレベル（79ページ図参照）をみる技術を編み出しました。病気における名前、患者さんに起きている症状という基本的な情報はもちろんのこと、身体と心に共通して抱いているその患者さん独特の感覚を、その人の全体を表すエネルギーとして読み取るテクニックです。

患者さんが普段考えている思考のパターンやジェスチャーに、レメディを決定するメッセージが含まれていることを、数多くの症例から明らかにしたのです。

文明の進化は、人間とレメディの原材料となる生命体そのものの、データとして記録することを可能にしました。今は、検索ボタンひとつで、人間とレメディ双方の全体像を詳細に把握できる時代です。ホメオパスが、より早く治癒に導くレメディを探せるようになったのも、ハーネマンの時代にはなかった革新的な進歩といえるでしょう。

私がホメオパシーに出合った、1990年代は、すでに数多くのレメディがプルービングされ、信頼性の高いレパートリーもつくられていましたが、クライアントか

ら聴取できた症状をデータ化し、レパートリーと照らし合わせてレメディの作用と合致させる作業は、手書きで行われていました。このような時代に、人間を立体的に、統計立てて把握していく手法がヴィソルカス氏によって編み出され、ともにレパートリーはコンピュー専門家はハーネマンの時代からケントの時代へとホメオパシーが進化したときと同じように、また一歩、前進したことを大変喜びました。21世紀を迎える頃には、開発されて膨大な数となったレメディを分類していく作業と同時に、サンカラン氏が打ち立てた、心と体の共通言語である固有の感覚を、深い部分から引き出していく問診の技術も発展したのです。

現在、専門家は、このような過去からの積み重ねの全てを融合して、シミリマムをみつける技術の向上に励んでいますが、今後も症状の全体像を把握する技術は向上し、シミリマムを処方する専門家の成績が上昇していくでしょう。

ター化され、人間の持つ不調とレメディの作用の詳細が、短時間で容易にリサーチできるようになり

ケーステイキングの7つのレベル

1. **NAME**（名前・病名）
2. **FACT**（事実）
3. **FEELING**（感情）
4. **DELUTION**（独自の見方、妄想）
5. **SENSATION**（感覚）
6. **ENERGY**（エネルギー）
7. **SEVENTH**（第6レベル以上のもの）

患者さんが、病気そのものから起こる痛みなどの症状について語っているのか（FACTのレベル）、ジェスチャーでしか表現できないような不調を伝えようとしているのか（ENERGYのレベル）などに注目することで、患者さん全体を表すエネルギーを読み取ることができ、シミリマムのレメディ、適切なポテンシーにたどりつくヒントとなる。

シングル・メディスン

Single Medicine

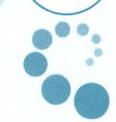

シングル・メディスンとは

シングル・メディスンとは、1回の問診につき1種類のレメディを処方する単独投与のことで、ホメオパシーが誕生した当時はこのスタイルが主流でした。

症状をつぶさに観察し、複数の症状を持っていても、その患者さんの持っている症状の全体像と一致する単独のレメディを投与します。そして、1回目に投与したレメディが治癒を促しているかを確認するためには、ある程度の期間の観察が必要です。時間の経過と共に、バイタルフォースのバランスがどのように変化したかを判断するのです。

患者さんの様子を観察した後に再び問診を行い、その後の対処を決定します。レメディの再投与が必要かもしれませんし、症状が全く変わり違うレメディが必要かもしれません。もしくは、最初のレメディで順調な経過をたどり再投与の必要がない場合もあります。

このようにひとつのレメディの経過をしっかり観察しながら、症状の全体像に対して単独投与を行うやり方を、シングル・メディスンと呼びます。ハーネマンの時代から行われている伝統的な手法にできるだけ忠実な方法で実践されているため、クラシカル・ホメオパシーとも呼ばれています。

フランスでは、ホメオパスは医師の資格が必要な職業ですが、シングル・メディスンで患者さんの治療にあたるホメオパスを、単一を意味するユニシストと呼びます。現在、フランスでは、ホメオパシーを診療に導入している医師の約20％がユニシストであるといわれています。

他には、治療に複数のレメディを処方するプルラリスト（複数派）や、症状に併せて3〜10種類のレメディをあらかじめ調合して処方するコンプレクシスト（混合派）と呼ばれる手法があります。

シングル・メディスン

1回目の問診
1種類のレメディを決め、処方

患者の様子を観察

2回目の問診
経過を確認

- 順調な経過 → **再投与の必要なし**
- 症状が全く変わってしまった → **違うレメディの処方**
- よくなってきているがまだ症状が残っている → **同じレメディの再投与を検討**

3回目の問診…

病気の感受性の変化 / バイタルフォースのバランスの変化を観察し、判断する

シングル・メディスンの難しさ

200年の歴史を持つ医学であるホメオパシーは、様々な流派を生みながら発展し続けています（118ページ参照）。時代背景や国、人々のニーズに合わせて次々と新しい流派が誕生している事実は、ホメオパシー治療の魅力の高さを物語っていますが、実際には1種類のレメディを使って対応するクラシカル・ホメオパシーは、長い期間をかけて専門の知識を習得する必要があり、難しい手法でもあります。

限られた問診時間の中で、適切なレメディを選ぶに足りる十分な情報を患者さんから聞き出すためには、ホメオパスの豊富な臨床経

験や偏見のない態度といった技量も求められます。

現代西洋医療におけるバイタルサイン（熱や血圧、脈拍）のように目安となる平均値がない分、標準化できる情報も少なくなります。ひとり一人が違うという前提にたったホメオパシーでは、同じ症例は存在しません。全ての問診が常に新しい症例となるため、経験豊かなホメオパスにとっても難しく、時間がかかる作業なのです。

◯シングル・メディスンのメリット

ているのでしょうか？ それには、3つの理由が考えられます。

まず、第一の理由は、プルービングが行われてレメディの効果が実証されているのは、単一のレメディのみ、という事実です。薬物書である「マテリア・メディカ」には、ひとつのレメディがプルービングで健康な人に引き起こした症状のみが記述されています。

第二の理由は、治癒を引き起こす力をもつレメディが複数投与されたとき、健康な人の生体がどう反応するかは、全く予知できないからです。単一のレメディなら出てくる症状でも、複数のレメディになると、相互作用により症状が隠されてしまったり、逆に新たな症状を作り出してしまう可能性もあります。

第三の理由は、改善した症状が、どのレメディに導かれて治療したのかがわからなくなることです。せっかくレメディを摂っても、治癒に導いたレメディが明確にわからなければ、確実性に欠けるため、実際の症例に適用する信頼性が低くなります。

「治療においては、一度に、単一かつ純粋なレメディより多い量、すなわち、2個以上のレメディを投与する必要はない。このことから、ホメオパシーでは、種類の異なった2つのレメディを一度に患者に服用させることは許されることではない」（『オルガノン』§273）

「一種類のレメディを投与した後、そのレメディの効果が持続し

時間も労力もかかる古典的なホメオパシーが現在でも根強く残っているのは何故でしょう？ 私たちは、なぜシングル・メディスンの手法を、難しくても実践し続け

Single Medicine

レメディは根拠をもって処方する

単一レメディの重要性について、私が医学生時代に学んだ急性肺炎の患者さんの例を使ってご紹介しましょう。肺炎は普通、微生物によって引き起こされ、いくつかの種類、例えば細菌、ウイルス、真菌（カビ）などが原因になると考えられます。呼吸困難の恐れがある患者さんには、一刻でも早く薬の投与を行うのが適切です。細菌性の肺炎であれば、抗生物質の適応が必要あり、この治療によって殺菌または静菌され、肺炎は治癒に導かれていくものです。抗生物質を投与する際に大事なことは、患者さんの症状から肺炎の種類を見極め、抗生物質の種類を的確に選ぶことです。肺炎の患者さんをたくさん診ている専門医であれば、患者さんの症状とレントゲン写真を診ただけで、必要な治療薬を最低限に絞り込む技量があります。

しかし、患者さんが肺炎であるという情報だけで、どの細菌による肺炎なのか、どの抗生物質を投与するのかを短時間で判断することが難しいので、命を守るために複数の抗生物質を投与することになります。ですが、抗生物質のような強い薬を一度に何種類も投与したら、生体に強いダメージを与えますし、耐性菌を生み出す可能性も否めません。患者さんは肺炎という病状にくわえ、服用した薬の影響を受けて、回復するのに必要以上の苦労と時間がかかってしまう場合もあるでしょう。患者さんに無意味に負担をかけてはいけないということは、医師であれば当然学ぶべきことです。

症状に合ったレメディを使えば、穏やかに、かつ速やかに治癒に導くことができる可能性が高まります。ホメオパシーであれ、現代西洋医療であれ、何に対して処方するのか、という目的と根拠を明確に持たなければ、効果も曖昧になります。

「最も理想的な治療とは、迅速に穏やかに、かつ健康の回復が永続することである」（『オルガノン』§2）

§274）

「ている限りは他のレメディを投与すべきではない」（『オルガノン』

極微量投与の法則
Minimum dose

薬の副作用による症状の悪化

ホメオパシーでは、「類似の法則」と同様に重要な、「極微量投与の法則」があります。文字通り、必要最低限の微量な刺激でバイタルフォースのバランスをとり、健康の回復を図る、という意味です。

ハーネマンは、レメディのプルービングを十分に行い、そのレメディの効果を検証した後、実際に処方して治療を行いました。患者さんは元気になり、治療そのものは成功といえる結果でした。しかし、中には治癒に向かう間に、副作用的な悪化や、時として命が危険にさらされているように見えるような、好ましくない反応もありました。最終的には元気になっていくのですが、患者さんの苦しみを必要以上に引き起こす現象を、見逃すわけにはいきませんでした。

「極微量投与の法則」の誕生

プルービングによって確認されたレメディが使われ始めたばかりの頃は、薬の原料をワインやアルコールに一昼夜浸けて、その上澄みのマザーティンクチャー（母液）といわれる原液をレメディとして用いていました。当時、一般的に適切だと思われている量でし

たが、ハーネマンは、一時的な悪化が起きるのは、原液では作用が強すぎるからだという結論に至り、10分の1に薄めることにしました。すると、悪化の現象は原液より軽くなることがわかりました。それでも、ただでさえ苦しみを感じている患者さんに、与えた薬によって一時的であれ更なる悪化が起きることに満足できず、それをさらに10分の1に薄めることを繰り返しました。最終的に、薬の有効成分がなくなるまで薄めたところ、効果は全くなくなってしまったといいます。

薬を効果的に使う方法を模索し続けたハーネマンは、物質を液体

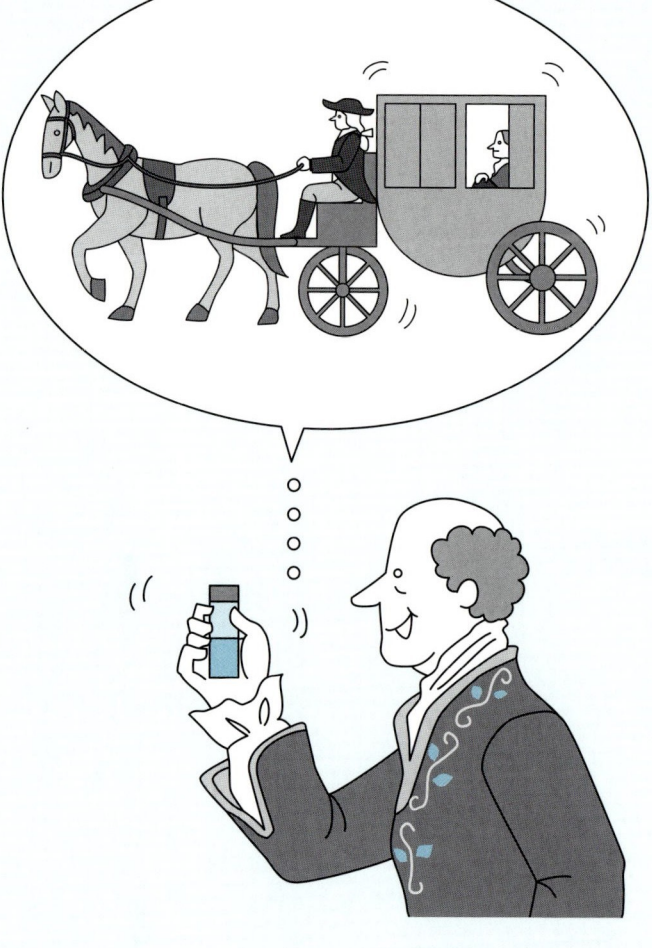

馬車で往診を行っていたハーネマンが、朝作った同じレメディでも、午前中よりも、夕方の時間帯に使ったほうが、効果が増すという経験がヒントになったという説です。その違いは、移動時間に液体が激しく揺られていることから、ホメオパシー特有の振るという工程が付け加えられ、レメディの効果を高めることができたと語り継がれています。

現代でも、何故、ハーネマンが薄めて振る、という普通の人なら考えも及ばない工程を発見したのかの真実はわかっていません。しかし、化学や薬学、自然に対する深い造詣や、医師としてどうしたら患者さんを苦しめることなく、速やかに治癒に導くことができるのかを常に考え、研究と実践を重

に薄めていく工程で、その液体を激しく振ると、薬の有効成分がなくても、薬の効力が強化されることを発見しました（レメディの製造過程は、20ページ参照）。発見に至った一番有名な説は、

毒性物質の投与も可能に

毒の植物や、水銀、砒素などの人体の機能を破壊する鉱物、咬まれると死にいたる毒をもつタランチュラやラトルスネークといった動物の毒も含まれています。極わずかな量でも、致死にいたらしめるほどの、毒性の強い物質さえ使っています。

ハーネマンが活躍していた時代は、今では考えられない程の量のトリカブトや毒ニンジンといった猛毒のレメディになる原材料は、ホメオパシーの治療で使うことができるようになりました。例えば、ホメオパシーでは実際今までは猛毒として恐れられていた物質も、ホメオパシーでは実際「極微量投与の法則」により、

ねていたからこそ、このような発見に至ったといえるでしょう。

このようにして、ハーネマン自身も、試行錯誤を繰り返しながら、ホメオパシーの大原則のひとつ、「極微量投与の法則」は誕生しました。

「ホメオパシーのレメディは、いまだかつてない特殊な処理をほどこすことにより、自然の物質に潜んでいる治癒のエネルギーを引き出す。そうしなければ、薬はけっして治癒をもたらすほどの力をもたないのである」（『オルガノン』§269）

---

one more lecture

同毒療法？
同種療法？
類似療法！

ホメオパシーは日本語でしばしば同毒療法と訳されることもありますが、全てが毒物ばかりではありません。カモミールやアーニカなどハーブ療法で用いられる薬草や、岩塩、カルシウムなど人間に欠かせない栄養素となる物質からもレメディは作られます。

そのため、同毒よりも、同種療法と訳すほうが自然です。また、単に杉花粉症の人に極微量の杉花粉を用いるよりも、症状の全体像をとらえて、類似の法則に従ってユーフラシアというレメディを使用したほうが、効果が高いこともあるので、同毒よりも同種、同種よりも「類似」療法と訳すほうが自然でしょう。

Minimum dose

第一章 ホメオパシーの理論

水銀や砒素を、当時の正統派医療で使っていた記録が残っています。

例えば水銀は、水俣病（下段参照）の例でも証明されているように、非常に毒性が強く、医薬用外毒物に指定されているような物質です。

しかし、その当時は、信頼の高い治療法と考えられていました。

そのため、治療の過程で、毒性の強い薬の影響を受け、副反応で苦しむ人々も多くいました。中には、逆に悪化して中毒症状をひき起こし、死にいたる患者さんもいたほどです。

ハーネマン自身、こういった毒性物質を使った根拠のない治療方法に絶望感を覚えたことがきっかけで、一時的に医師を辞める決意をしました。しかし、「極微量投与の法則」を発見してからは、実際に医療で使われていた副作用の強い水銀や砒素が、どのような症状の人を治癒させるのかに大変興味を持ち、それらのレメディの作用を調べました。原材料の毒性がなくなるまで薄めていき、命に別状がないよう開発したレメディを健康な人に飲んでもらい、プルービングを始めたのです。

興味深いことに、例えば水銀のホメオパシーのレメディは、水銀中毒様の症状を引き起こすことがわかり、過剰に水銀を摂りすぎて苦しんでいる患者さんに用いることも行いました。

原液のままでは命を落とす危険のある毒性の高い物質も、副作用の心配をすることなく、治療に用いることができるようになったのです。

水俣病

有機水銀中毒による神経疾患。四肢の感覚障害や運動失調、言語障害などを起し重症では死亡する。1953〜1959年に水俣地方で、工場廃液による有機水銀に汚染した魚介類を食したことにより集団的に発生した（1964年ごろ新潟県阿賀野川流域でも同じ病気が発生し、第二水俣病とよばれる）。

ポテンタイゼーション
Potentization

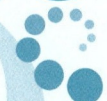

ポテンタイゼーションとは

ポテンタイゼーションは日本語にすると、「（潜在能力を）活性化する」という意味です。このポテンタイゼーションによる、「振る回数」と「濃度」の違いによって、レメディが私たちの生体に与える刺激の強度が変わってくるのです。

ポテンタイゼーション（potentization）とは、レメディを「薄めて」「振る」というふたつの工程を意味します。

ホメオパシーの専門用語では、薄めることを、希釈（dilution）、振ることを、振とう（succussion）といいます。

ポテンタイゼーションは、ダイナマイゼーション（dynamization）とも呼ばれています。「極微量投与の法則」（84ページ参照）は、このふたつの工程によって可能になりました。

希釈に使う物質は、原材料となるレメディの種類によって異なりますが、水、アルコール、乳糖（ラクトース）が一般的です。

振とうは、薄めたレメディを入れたビンを上下に振る作業です。ハーネマンは振とうの際に、そのレメディが入ったビンを聖書に叩きつけました。いうまでもなく、その聖書の表紙はぼろぼろだったそうなので、相当激しく振り落とした様子がうかがえます。

ポテンシーの違い

レメディの強度は、ポテンタイゼーションによって決まり、ポテンシー（potency）という単位で表されます。バイタルフォースに刺激を与える強度を意味しています。

レメディの尺度＝ポテンシー（例）

希釈＝原材料を何倍で薄めたか
- 12X＝10倍希釈を12回繰り返したレメディ
  → 10の12乗
- 30C＝100倍希釈を30回繰り返したレメディ
  → 10の60乗

振とう＝振る作業を何回繰り返したか
- 12X＝10回振るのを12回行ったレメディ
  → 120回
- 30C＝100回振るのを30回行ったレメディ
  → 3000回

希釈と振とうのコンビネーションで、尺度が決まる

アボガドロ定数（1モルの物質中に含まれる物質の構成分子の数）は、約10の23乗なので、12Xの場合は、物質を含んでいることになりますが、30Cは物質を含んでいないほど薄めていることになります。つまり、物質に近いほど低いポテンシー、物質が含まれていないほど高いポテンシーとなります。最も頻繁に使われている単位は、100倍希釈のC（センテシスマル）です。

例：Chamomilla 30C
（カモミラ 30C）

通常、販売されているレメディには、一般名とポテンシーが表記（例参照）されています。

セルフケアでホメオパシーを使う場合は、より物質に近い低ポテンシーのレメディを使います。イギリスでは30C、フランスでは9Cまでが一般的です。一方、高ポテンシーとよばれる200Cや1Mは、事故や怪我などで強いショックを受けたときや、迅速に急性病を治療する場合などに用いますが、セルフケアで使うことは好ましくありません。その分、バイタルフォースにも強く作用しますので、レメディの効果やプルービングを見極めるためには、ホメオパシーの専門知識が必要です。慢性的な症状に悩まされている場合は、必ず専門家のもとで、適切な刺激

をもたらすポテンシーを選ぶことが重要です。

ホメオパシーのレメディを、薬局で簡単に入手できる国もありますが、セルフケア用には低ポテンシーのレメディを購入することをお薦めします。また、一般的に使用されている100倍希釈のレメディの場合、[30CH] または [30K] と表記されていたり、省略されて [30] または [30K] と表記されていることがあります。

その違いは、ハーネマンが開発した、希釈の度に容器を新しくする方法と、同じ容器を使って、レメディを作っていく方法の違いです。前者は、従来の開発方法なので、ハーネマニアン法とよばれ、正式には [CH] で表記されます。それに対し後者は、開発者のコルサコフ (Korsakoff) 氏の名前をとって、[CK] で表記されます。

このコルサコビアン法は、ハーネマン存命中に開発され、ハーネマニアン法によって、ハーネマニアン法に変わりはないと認められました。自然破壊やリサイクル活動が進む今日では、容器を大事に用いるコルサコビアン法のレメディを採用している製薬会社が増えています。

ポテンシーの違いはどのように使い分けるか

レメディのポテンシーは、患者さんの健康レベルや症状の強さに合わせて、可能な限り適切な刺激になるよう慎重に選びます。極微量の刺激で、自然治癒を促すことが大事です。臨床を通して、ホメオパシーと呼ばれる生命エネルギーに直接的な刺激を与えることを体験していくと、「過剰な刺激を与えてはいけない」ということが身をもってわかってきます。私は、今でこそ10年程度ホメオパシーを実践していますが、一時は30Cのレメディだけで対応していた時期もあったほどです。

例えば、スプーンとフォークとナイフがずらりと用意されているにもかかわらず、スプーンしか使っていないようなものです。しかし、アグラベーションのリスクや個人的経験などを考慮すると、レメディを安易に、繰り返し使うことは、専門家の監視下であったとしても、お薦めしません。危険

第一章　ホメオパシーの理論

を冒してまで、鋭いナイフを使う必要はないのです。

私自身、ホメオパシーを臨床で実践し始めたばかりの経験が浅い頃、ホメオパシーに対する認識が十分でなかったために、高ポテンシーのレメディを何の抵抗もなく頻繁に使っていたことがあります。なんと怖いもの知らずの処方をしていたことだろう、と今振り返って実感しています。

幸い、当時は強い刺激にも耐え、また、その強い刺激でなければ改善に至らないようなもともと丈夫で健康な体質・気質の患者さんが多かったために、不適切なポテンシーを選択したことによって、患者さんが苦しむような事態には至りませんでした。患者さんに多大な協力をいただきながら、信頼関係の上で処方できたこともよかったと感謝しています。

ホメオパシーの理論を知れば知るほど、また、臨床でホメオパシーの治癒の力を目の当たりにすればするほど、高ポテンシーのレメディが生体のエネルギーに強く働きかける影響力や、あまり高くないポテンシーでも生体に適切なエネルギーであれば、次第に改善に至っていくことを知ったのです。

「正しいレメディでも、正しい刺激を与えることができなければ、ホメオパシーの治療とはいえない。強すぎる刺激は、バイタルフォースに強い影響を与えてしまい、患者にダメージを与えてしまうことになりかねない。正しい刺激を与えれば、患者はダメージを受けることなく、有益で自然な治癒力を促すことができる」(『オルガノン』§275)

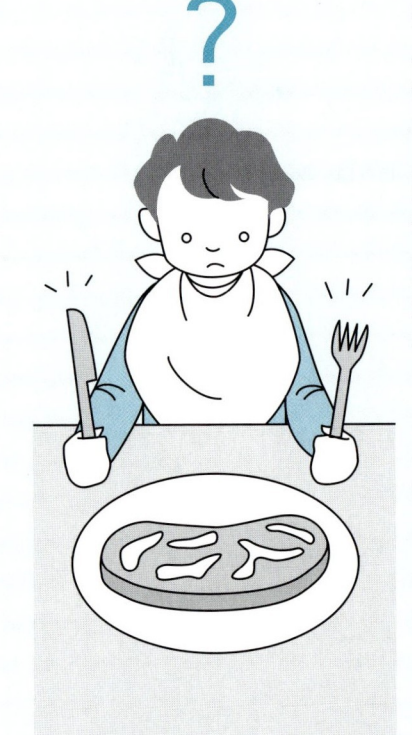

幼い子どもにとって、大人用のナイフとフォークがふさわしくないように、不適切なポテンシーの使用は、患者にダメージや困惑を与えかねない。

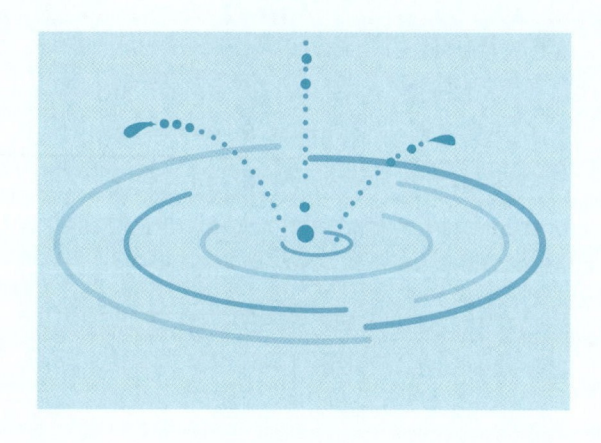

最低限の刺激で治癒を促すケース

「極微量の法則」の通り、必要最低限の刺激で治癒を促した、わかりやすい症例を紹介します。

経過 レメディを内服した1ヵ月後の再診となった。

1回目のレメディを内服した直後に熟睡感がおとずれ、起床時の爽快感も自覚した。

胃の不快感も軽くなり、腰と肩の不快感も消失。

体全体が軽快になってきたので、数日後にはスポーツクラブにも入会し、運動ができるようになる。

子どもに対する過剰な心配も大分薄れ、客観的に観察できるようになってきた。月経前の不調もほとんど感じなくなった。

子どもの友達が一度自宅に遊びに来たときに、無礼な行動が目立ち、その際は若干のイライラを感じ、胃の不快が再発したが、以前ほどのこみ上げる感じはなく、全般的に日々を快適に過ごせている。

むくみの再発もなし。

3ヵ月後の再診でも、全ての症状の改善と体調良好が持続しており、再発の際には再診するという約束のもと、診療は終了となる。

Potentization

第一章 ホメオパシーの理論

このケースでは、患者さんがもともと健康体質だったため、一回の刺激で治癒に向かうことができました。極微量でも適切な刺激を与えることができれば、スムーズな治癒を促進できるのです。速やかに改善されたこのケースから、私はレメディのポテンシーと患者さんの健康度が一致すれば、最低限のアグラベーションで治癒に向かうことを教えてもらいました。私自身、ポテンシーを選択する重要性を学んだ大変印象に残っているケースでもあります。

ケース：必要最低限の刺激で治癒を促した症例

症例 41歳、女性、主婦

主訴 心窩部不快感、細かいことが気になる

愁訴
- 自分が判断したことが正しかったかが気になり、くよくよしてしまうことが多い。特に一人娘のことが心配で目が離せない。
- 怒りの感情がでてくると胃がぎゅっと握られていると感じ、胃から感情がこみ上げてくることがよくある。
- 月経前になると特に苛立ち、涙もろくなり感情的になりやすく、甘い物を欲する。
- むくみは特に上まぶたにあらわれる。
- 寒がりだが、首から上が火照りやすいので入浴が嫌い。

　他には、食欲旺盛、体を動かすことが嫌い、道徳的なことを重視し、社会の善悪には敏感で白黒はっきりつけたがる性質、腰痛・肩こりをしばしば感じる、近年購入したマンションのローンによる重圧感を日頃から感じ金銭に対する不安感もしばしば出る、などが問診で語られた。

処方 カリ・カーブ（Kalium carbonicum＝炭酸カリウム）、30Cを就寝前に、3日連日服用。

物質が含まれていないという抵抗感

希釈と振とうを繰り返し、ポテンタイゼーションされたホメオパシーのレメディには、元となる原材料の物質はほとんど含まれていません。物質がないというこの事実は、しばしばホメオパシーに対する誤解や疑念を生じさせることもあります。

ジェームス・タイラー・ケントですら、ホメオパシーを臨床に導入し始めたばかりの頃は、当時主流だった3C〜6Cという、より物質に近い低ポテンシーのレメディしか使っていない時期があったそうです。その当時は、「期待したような効果をあげることができなかった」(『ホメオパシー医学哲学講義』)と記しています。

あるとき、ケントの元に、下痢によって体力が消耗し、もう余命ほど回復したと聞いて、一番驚いたのは、処方したケント氏本人だったそうです。そのときケントははじめて、偉大なホメオパスであるケントですら、実際に自分で体験していない限り、新しい考え方に馴染むのは難しい、というのが実状です。ケントはこの体験により、それ

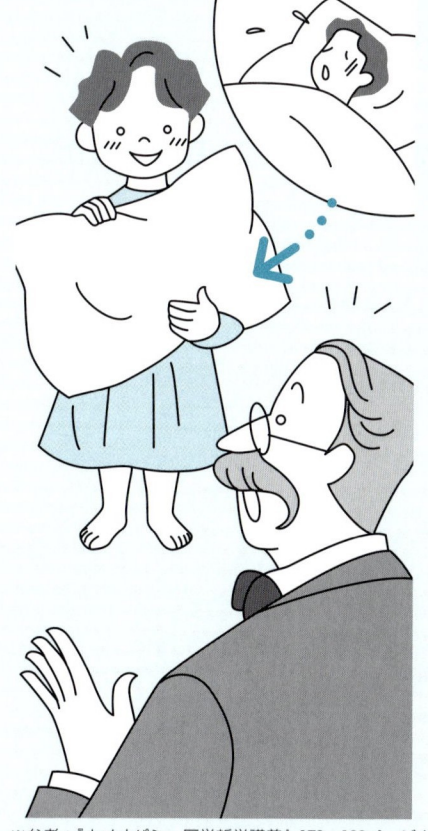

※参考：『ホメオパシー医学哲学講義』179〜180ページより。

第一章 ホメオパシーの理論

までは懐疑的だった、物質が一切含まれていない高ポテンシーのレメディを使い始めました。患者さんの病状に合わせて、最も適した刺激、つまりポテンシーを使い分けることの大切さを、幼児が助かった経験から、身を持って学んだのです。

その後ケントは、100倍希釈を1000回繰り返す1M（※1000Cと同じ。Cは省略されています）というさらに高いポテンシーのレメディの開発に着手しました。物質が含まれていないことに対する抵抗感が、すっかり無くなったことがわかります。

ハーネマン自身も、薄めれば効果があるという事実に、最初は素直に驚いていたようです。優秀な成績で医学部を卒業し、多国語を操りながら、たくさんの書物を翻訳した彼は、学んだことや本に書いてあることが、全て事実ではないと早くから悟りました。そして、最終的には、自分の実験や観察から得られた事実しか認めなくなったのです。もちろん、一度の実験で、結論を出すような性格ではありませんでした。それゆえ、何度も検証し、同じ結果を確認できてはじめて、「物質は薄めれば薄めるほど効果がある」現象を事実として認めることができたのです。

非物質的なものの作用

私自身に関していえば、物質が含まれていないというレメディの治癒力に対する不信感は、ホメオパシーを勉強しはじめた1年くらいは拭い去ることはできませんでした。というのも、現代医学の分野では、顕微鏡で観察できる細胞の異常（病理学）や、分子レベルにおける化学反応の異常（生化学）を重視して病気を診断するからです。

ですが、非物質的なものによる作用は、私たち人間にはよくあることです。

恋をしたり、大切な人を思い出したり、楽しい過去を思い出す至福のとき、または、心に傷を負ったと感じる誰かの何気ないひと言や中傷、対立する口論、試験前の緊張などの否定的な記憶が甦るとき、心が温まる感覚や、心臓がどきどきして緊張したり、悲しみが込み上げてくることを体験しています。この場合、体に変化を及ぼして

いるのは、既に過ぎ去った記憶です。現実でも物質でもない、まさに非物質的な影響による作用と考えることが出来ます。

ハーネマンは、医師自らが患者に処方するレメディのプルービングを体験すれば、患者の苦しみや辛さを理解する助けになると考えました。彼はレメディの多くを自分自身の手で作り処方しました。『オルガノン』にも、「メディスンの準備」という項目があり、レメディの作り方が記載されています。

ホメオパシーは、プルービングによって、レメディが健康な人にどのような作用をもたらすかが証明されている体験医学ですが、「非物質的なものが、人体にどう作用するのか？」について、納得する答えを得られたのは、自分でレメディの効果を体感したときや、目の前でずっと苦しんでいた患者さんがレメディによって改善していく姿を目撃したときなのではないかと思います。

むやみにお薦めはしませんが、ハーネマンの「医師は患者さんに処方するレメディの効果を、自分自身で確かめるべきである」、という言葉に従えば、自らプルービングを行うというのもホメオパシーの治癒力を確認するためのひとつの選択かもしれません。

現代では、免疫学（下段参照）や量子力学（下段参照）の研究が盛んになったことや、サイトカイン（下段参照）定量や波動測定（97ページ下段参照）といった医療技術の普及で、ホメオパシーの

免疫学
生体の持つ免疫機能の解明を目的とする学問分野。

量子力学
量子力学とは、古典的なニュートン力学では説明できない素粒子、電子、原子核などの間の微視的現象をも説明する物理学。

サイトカイン
生体の細胞から分泌されるタンパク質で、細胞間相互作用に関与する生物活性因子のこと。インターロイキンやインターフェロンなどがこの範疇に入る。

Potentization

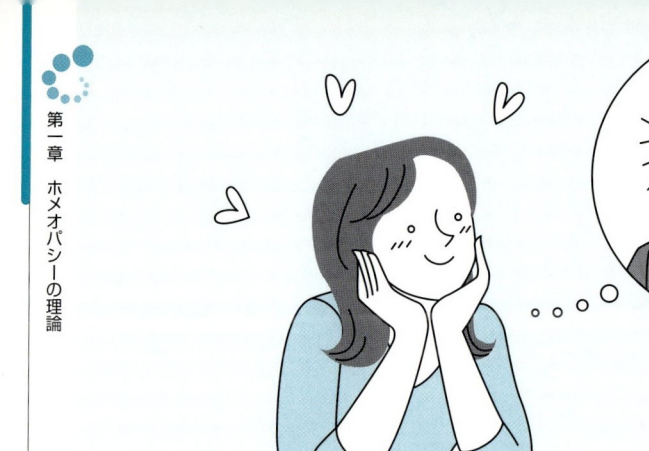

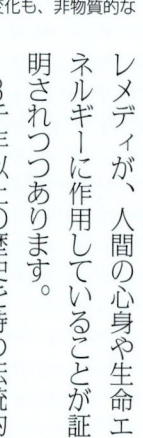

愛する人を思うときに起こる変化も、非物質的な影響による変化と考えられる。

レメディが、人間の心身や生命エネルギーに作用していることが証明されつつあります。

3千年以上の歴史を持つ伝統的な東洋医学もまた、目には見えない経絡（下段参照）という、気のエネルギーに働きかける医学のひとつですが、科学的に証明することは難しいとされてきました。

このような技術の発展のおかげで、10年前には全く説明できなかったレメディの治癒力やバイタルフォースというエネルギーの概念が、段々と説明できるようになってきていることは、医師としても心強いことです。

波動測定

全ての物質は原子からできており、原子核のまわりを電子がまわっている。これによって電気が発生しておきる超微弱な磁力を「波動」と呼ぶ。身体のひとつ一つの細胞が持つ、この超微弱磁力の情報を読み取る機械は波動測定器として、細胞レベルでの変化が起こる前の段階、つまり未病を予防する医療機器として、ドイツを中心に医療機関にも積極的に導入されている。

経絡

中国漢方医学において、体の中の気血（気や血などの生きるために必要なもの）の通り道として考え出された。

血管系・リンパ系・神経系とは別の特異な循環・反応体系で、経絡の経は経脈を、絡は絡脈を表している。

one more lecture

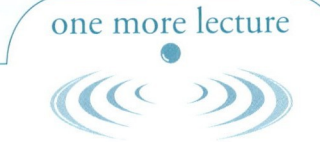

Dr.ナカムラの苦い思い出

　ホメオパシーを勉強しはじめてまもなくの頃、ホメオパシーの入門講座を担当させてもらう機会がありました。当時は、日本でホメオパシーという言葉は、ほとんど知られていないうえに、私自身も臨床の経験も少なく、正直言うと、あまり自信がありませでした。さらに、出席してくださった受講生の方々は、ホメオパシーの存在を知って、興味を持ったという大学の教授など、いわゆる知識人が多かったのです。

　講義内容は、ホメオパシーの一般的な話が主でしたが、「ところで先生、どうして、物質がゼロなのに、効果があるのでしょう？　そこのあたりを説明してくれますか？」という質問をたくさん受けました。その当時は、まだ、量子力学の理論も注目を浴びていない頃で、私自身、きちんとしたお応えができなかったという苦い思い出があります。

　「医師としての私の任務は、目の前にいる患者さんの痛みや苦しみを緩和するために力を貸すことで、どうしてそうなのかということについては、科学者の方々の回答を待つしかなく、私にはわかりません」、とお話ししました。ただ、実際に、ホメオパシーを使って臨床を続けていると、気の流れが変わったというしかないほどに、目の前の患者さんが治癒に向かって劇的に変化していくのを何度も目の当りにします。科学的な理論も大事ですが、理論よりも実体験から学ぶことが多いのが実感です。

　同じ病名を診断されても、多くの場合は、人によって異なる症状を持っています。そのため、そのひとつ一つが他に例のない重要な症例で、レメディが何を治癒するかを教えてくれる教材となります。量子力学が発展した今日でも、ホメオパシーについて、「バイタルフォースと呼んでいる生命エネルギーを活性させることができるので、治癒が起こる」とたったひと言で説明するには、到底足りない気がします。

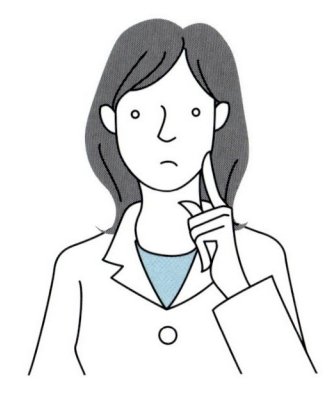

ホメオパシーの科学的評価

　1988年に、Dr.Jacques Benveniste博士によりホメオパシーの効果が、英国科学誌「Nature」に掲載されました。博士は、144名の花粉症患者を対象に、プラシーボ（偽薬）と数種類の植物の花粉から作られたホメオパシーのレメディを、二重盲検法で行いました。その結果、ホメオパシーのレメディを摂ったグループに、一時的な悪化の後、顕著な改善が見られることが明らかになりました。
　物質を含まないホメオパシーは、誕生してから200年の間、しばしば「プラシーボによる効果である」という批判を受けてきました。しかし、博士の研究が科学情報の世界的権威といわれている「Nature」に発表されたことで、ホメオパシーがプラシーボによる効果ではないことが証明されたのです。
　また、2001年には、権威ある医学雑誌「Cancer」に、Oberbaumらが実施した無作為化対照臨床試験で、小児白血病患者の幹細胞移植後の化学療法中に副作用として生じる口内炎にホメオパシーのレメディの有効性があることを発表した論文が受諾されました。ホメオパシーのコンビネーション・レメディ「Traumeel S」を幹細胞移植後から使用し化学療法による口内炎を予防もしくは、発症後の口内疼痛を緩和できるかを調べた研究でした。
　「Traumeel S」は、
　Arnica 2X,Calendula 2X,Chamomilla 3X,Symphytum 6X,
　Millefolium 3X,Belladonna 2X,Aconitum 2X,Bellis perennis 2X,
　Hypericum 2X,Echinacea angustifolia 2X,
　Echinacea purpurea 2X,Hamamelis 1X,
　Mercurius solubilis Hahnemanni6X,Hepar sulphuris 6X
を含有し、低いポテンシーで多種配合されたコンビネーション製剤です。
　チンキ剤、錠剤、アンプル製剤、外用剤の形で製剤化されており、スポーツや怪我による不調、手術後の浮腫や創傷治癒、炎症全般の治療補助、といった場合に治療薬として用いられている世界的に人気の高い製品です。
　炎症の際に産生されるサイトカインを制御し、炎症を抑制することが医学研究の中で証明され、免疫系への有効性が期待されています。

シミリマム
Similimum

シミリマムとは

シミリマムとは、直訳すると「最も類似しているレメディ」という意味で、患者さんの全体像に最も一致したレメディのことです。

ホメオパシーの専門家は、このシミリマムを見つけるために、時間をかけて問診を行います。患者さんの症状や様子を客観的に観察し、全体像をとらえるのです。シミリマムを選べなければ、患者さんをホメオパシーで治癒に導くことは難しくなります。

ホメオパシーは、副作用がないとされていますが、類似していないレメディを投与すれば、生体そのものを疲労困憊させかねません。

シミリマムでなければ、無意味なプルービングを引き起こしたり、バイタルフォースを一時的に刺激することが起こりうるので、治癒の妨げとなる可能性もあります。

患者さんを速やかに健康な状態に導くことができるのは、シミリマムを適切なポテンシーで投与した場合です。

「シングル・メディスン」で述べたように、クラシカル・ホメオパシーのスタイルでは、シミリマムだけを投与して経過を見ます。

ホメオパシー医学の特徴である「類似の法則」、「シングル・メディスンの投与」、「極微量投与の法則」の全ての条件を満たしてはじめて、患者さんのバイタルフォースに最も効果的に働きかけることができるのです。

シミリマムの威力

では、適切なポテンシーのシミリマムは、患者さんにどのように働きかけるのでしょうか？ シミリマムはまず、医療における重要な目的である根本的治癒をもたらします。患者さんの主訴や愁訴を改善するのはもちろん、「以前より気分がよくなった」、「前と同じように元気が戻った」というように、症状だけではなく、気分の向上ももたらす可能性が高いのです。症状の改善にとどまらず、QOL（生活の質）を高めてくれるのは、患者さんの全体に働きかけるホメオパシーならではの効果です。

私自身、このシミリマムを速やかに見つけるために、日々の臨床で努力を続けていますが、根本的治癒に直結するシミリマムを見つけるのは、時には泣きたくなるほど大変で難しい作業であると実感しています。

けれども、患者さんと二人三脚でたどり着いたシミリマムや、明らかにシミリマムが投与されたと確信できたときの、患者さんに負担のない治癒を一緒に体験するたびに、ホメオパシーの臨床家になって本当によかった、と心から嬉しくなります。

医師と患者が喜びを分かち合えるときほど嬉しい瞬間はなく、シミリマムがもたらす治癒というのは、優しくかつ持続的なのです。

シミリマム

シミリマムとは？	患者の症状の全体像（＝バイタルフォースの乱れの表現）に最も類似しているレメディ。クラシカル・ホメオパシーでは、シミリマムを投与して経過を観察する。患者を治癒に導くには、シミリマムを適切なポテンシーで投与することが求められる。
シミリマムの威力	根本的治癒をもたらす可能性が高い。…主訴や愁訴だけでなく、気分の向上ももたらす。QOLも高める。

シミリマムまでの道のり 〜初診

シミリマムを見つけるための問診は、先にも触れたとおり、実際には大変根気のいる作業です。そのため、通常は1回でシミリマムに出合えるケースというのは稀で、2、3回またはもっと長い期間、例えば5年かけてやっとシミリマムを見つけるということもあります。もちろん、シミリマムを探せないのは、専門家の経験や技量によるところもありますが、他にも、患者さんとの信頼関係の問題や、患者さんがどこまでホメオパスに話してくれるか、または何を治癒させたいと考えているかによって変わってきます。

また、シミリマムは、患者さんのそのときの体調や状態によって変化します。生体は時間帯や環境によって影響を受けるからです。急性病の場合は、発熱や激しい痛みなどの症状があるため、シミリマムもわかりやすいのですが、慢性病の場合は、ゆっくりと変化しているのでシミリマムを見つけるのが難しくなります。患者さんによっては、根本治癒にいたるまでに、いくつものシミリマムを経て、ひとつずつ段階を追って症状を取

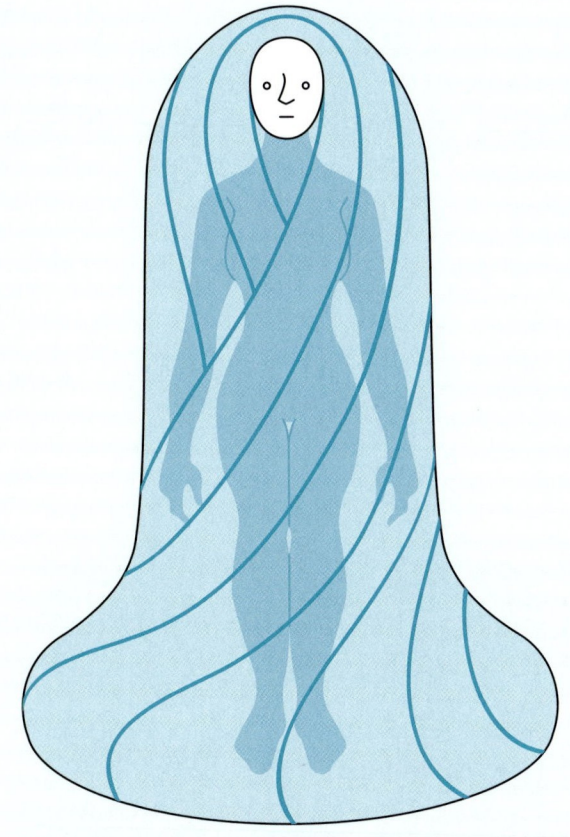

慢性病の場合は、シミリマムによる根本治療にいたるまでに、いくつもの層を取り除かなければならないケースもある。

Similimum

り除く必要があります。

シミリマムがわからない場合は、根本的に治癒しなければいけない問題が、いくつもの層（レイヤー）で覆われていると考えます。この場合は、シミラー（Similar）と呼ばれる「近いレメディ」を投与し、表面に出ている症状や問題を取り除いていく処方を行います。シミラーは、部分的もしくは一時的に症状を改善することはできますが、最終的には、層を取り除いた後にシミリマムにたどり着き、根本治癒をもたらします。

○ **シミリマムまでの道のり**
〜再診

1回目でシミリマムに出合うケースも含めて、ホメオパシーではフォローアップ（再診）と呼ばれる、経過の確認を行う再診が重要になります。前回処方したレメディが、患者さんをきちんと治癒に導いているかどうかを評価・検討するための重要な機会になるので、専門家にとっても大事です。もしいは「自分で取り組む自然療法などに切り替えたのか」、ある院や治療家に変えたのか」、「他の病当によくなったのか」、「本が、何らかの医療を受けて、「本医療システムの問題になります

1回目の問診だけで満足しているような専門家なら、信頼できるほど経験があるとはいえません。

現在、海外のホメオパシーでは、最低でも3年間は主訴や愁訴が再発していないことを確認したケースだけが、成功事例として認められています。専門家によっては、5〜7年間の経過を見るように心がけている方もいるようです。ひとつ一つの症例が、全て異なるホメオパシーの臨床においては、患者さんの協力が絶対不可欠であることがわかります。

のは難しいのが現状です。

今の日本の医療スタイルでは、「治療してよくなったから、もう通院はしなくてもいい」と思うのが普通ですが、ホメオパシーでは、患者さんの予後を再診で確認する体制を整えています。

フォローアップをきちんと行うためにも、患者さんと治療家の信頼関係を築くことは重要です。

治癒の法則

Hering's low of cure

治癒の法則とは

「治癒の法則」は、ハーネマンに直接師事したコンスタンチン・ヘーリング（24ページ参照）がまとめた概念で、患者さんが治癒に向かっているかどうかを判断するためのガイドラインです。ハーネマン没後に追加されたホメオパシー医学の柱となる重要な法則のひとつでもあります。

今まで見てきたように、人は育った環境、体力、考え方、生活習慣など、誰一人同じ条件の人はいません。それゆえ、病気になる感受性も個別であることがわかります。

病気になる素因は人それぞれ異なりますが、治癒に向かう場合は、ある一定の法則があります。それを明確にしたのが、「治癒の法則」であり、代表的なのは、以下の4つです。

(1) 中心から外側へ
(2) 上から下へ
(3) 生存のために重要な器官から、より重要でない器官へ
(4) 過去の症状がぶり返したり、過去に発症した症状が逆行性に現れる

正しいホメオパシーのレメディが作用しているかどうか、またレメディ投与後の変化が何を意味しているのかは、この「治癒の法則」で判断できます。

治癒に向かっているかどうかを正しく評価することは、鍼灸、東洋医学、西洋医学、自然療法など、どのような医療であれ、必要な判断基準です。

患者さんの完治まで、丁寧に向き合っている療法家であれば、必ずこの法則に従って治癒が起きていることを実感できるでしょう。

ホメオパシー医学には、その基準が明確に提示されています。

そして、この法則はレメディを

Hering's low of cure

第一章　ホメオパシーの理論

処方する医師やホメオパスのみならず、患者さんにとっても大変心強い基準となります。というのは、治癒に向かっていることを理論的に理解できるので、病気の不安から解放され、積極的に治療に臨めるからです。

○治癒に至るまでの自覚症状

このように、治癒に向かって全身が稼動し始めれば、治療の初期段階で、一時的に皮膚疾患が悪化したり、感情の起伏が激しくなったりなど、症状の悪化が現れることは起こりえます。しかし、ホメオパシーの長所のひとつでもありますが、治療を受けている本人の気分は、「以前よりずっといい感じがする」、「頭がすっきりしてきた」、「睡眠の質がよくなった」といった、『前よりよくなってきている』という自覚を伴っています。

経験を積んだ専門家は、ホメオパシック・アグラベーションといわれる患者さんの一時的な反応を、ある程度予測しています。そのため、患者さんの反応をみて、治癒に向かっているかどうかを的確に判断することが可能です。

また、この法則は、慢性疾患に多くあてはまるので、慢性疾患の症状や治癒のガイドラインとして役立てることができます。

以下に代表的な「治癒の法則」を具体的に説明します。

治癒の法則
(1) 中心から外側へ

「肝臓の病気が改善した後に喉の風邪を引きやすくなった」、「喘息の発作が起きにくくなった後に鼻の不調が現れて鼻水がでやすくなった」、「うつ状態や無気力感が改善した後に湿疹がでやすくなった」というように、症状の変化が、体の中心から外側へ向かう状態をいいます。

レメディを摂った後の反応の仕方は、病気の感受性と同様、人によって様々です。今まで無関心だったことに、「好き」「嫌い」といった強い感情的な反応を示す人もいるでしょう。無気力で、何にも興味を示さなかった人が、急に激しく抵抗するという方法で、反

不調が移行しました。皮膚の症状を意味します。湿疹や発疹などの皮膚に症状が見られることが多く、顔や背中といった体の中心にでていた皮膚疾患が、手や足の指先に移動すれば治癒に向かっているといえます。

皮膚に限らず、頭痛・めまいや精神疾患などの頭部の症状、呼吸器・消化器・泌尿器などの症状に移るのも、治癒に向けて上から下へ症状が移行していると判断します。

前述した蓄膿症の患者さんの場合、最初は皮膚の不調が顔の一部と首に出現しましたが、それが改善した後に、腕に現われ、その後、湿疹も自然消失しました。

応する例もあります。体に現れるケースでは、一番外側の臓器である皮膚に湿疹や発疹であらわれり、急激な腹痛を伴う下痢で体外に出ていくこともあります。

慢性の蓄膿症に悩んでいたある患者さんの例をご紹介しましょう。問診の結果、患者さんの全体像は、スーヤ［*Thuja occidentalis*］（ヒノキ科ヒバ）の樹木から作られるレメディであることがわかり処方しました。レメディを摂取してもらうと、すぐに急性の湿疹が体中に現れました。かゆみを伴う急性の症状でしたが、その反応が治癒に向かっているかどうかの判断材料になります。

この患者さんの場合、蓄膿に由来していた不調がなくなったと同時に、体の外の器官である皮膚に出ていた皮膚疾患が、そのまま経過を見守りました。皮膚の湿疹症状は数日間気になりましたが、その後、約3週間で症状は軽減され、湿疹も治癒しました。その他、自分自身が女性であることを受け入れられないといった、内的な深い問題もかかえていましたが、数カ月後には、そのような心理的な悩みも解消され、今はとても元気に過ごしています。

(2) 上から下へ

この方向性は、頭頸部や胸部から、腹部・上下肢や手足などの末端に向けて症状が移っていくこと

Hering's low of cure

(3) 生存のために重要な器官から、より重要でない器官へ

生物にとって、生存するために最も重要な器官に表れる症状は、最も深刻であることを意味します。重要な器官は序列化されており、「治癒の法則」を判断する際の貴重な情報でもあります。人間として生きるために重要な臓器という価値観で、身体の器官を順序立てているのも、ホメオパシーの特徴です。

生存のために重要な器官を、身体、感情、精神に分け、重要性の高いものから低いものの順に並べると、次のようになります（ジョージ・ヴィソルカス氏の提唱による）。

身体…脳、心臓、内分泌系、肝臓、肺、腎臓、骨、筋肉、皮膚

感情…自殺企図のあるうつ、無感情、悲しみ、怒り、恐怖、不安、イライラ、不満足感

精神…完全な錯乱、破壊的な譫妄（せんもう）、妄想、無気力、集中力の低下、うわの空

(4) 過去の症状がぶり返したり、過去に発症した症状が逆行性に現れる

過去に患った症状が治癒していなかった場合に、再び現れる症状です。この場合、理由は何であれ抑圧された結果として、他の深刻な症状に移行していることがあります。治癒にいたるには、深刻な症状から改善されていくため、本人が、もう忘れてしまっているような過去の症状が、比較的最近かかった症状の改善後に再発するのです。治癒に至る一連の症状は、先に述べた「中心から外側へ」と「上から下へ」という治癒の法則も、同じように器官の重要度順であるといえます。症状が、脳や心臓といった生命存続に最も重要な器官から、肺や皮膚、四肢の末端に移行するのは、比較的重要度の低い器官に症状が移ったことを意味しており、治癒に向かっていることがわかります。発症したのとは逆の順で再現しな

がら治癒していくことを意味しま す。

例えば、ある女性は、中学生の ときに難治性湿疹を患い、薬でか ゆみを抑え続け、高校生のときに は重い生理痛で鎮痛剤を頻用し、 大学生になって湿疹が改善し始め たのと前後するように喘息を患い ました。社会人になってからは、 多大なストレスのかかる仕事に圧 倒されながらの生活が続いたこと で、うつ状態になってしまいまし たが、喘息と生理痛は前後するよ うに軽くなったとしましょう。

ホメオパシーのレメディが正し く作用すれば、一番最近に表れた うつ症状がまず治癒していきます。 その後、喘息の症状が再び戻り、 それが軽快するのと同じ頃に、重 い生理痛があらわれる可能性があ

ります。それも治癒すると、最後 は皮膚に不調ができてきて、それ が消えると完治という流れが、ホメ オパシーでは理論的に説明されて います。

というのは、法則はあくまで目安 であり、病気の感受性と同様、人 によってその反応は様々だからで す。

また、症状を抑圧してしまうよ うな現代医薬品の日常的摂取や、 ホメオパシーのレメディを不必要 に多用した経験者、お酒や煙草な どの嗜好品に強く影響を受けてい る人は、バイタルフォースが不安 定な状態であることが多く、症状 の変化が改善・悪化のどの方向に 向かっているかを判断することは 困難になります。それどころか、 シミリマムを決定することさえも 難しく、経験豊富なホメオパスす ら治癒に導くことが大変なケース も多くあります。

以上、主な法則を4つ紹介しま した。

治癒の法則を臨床で活かす

治癒の法則を正しく臨床に適応 していくためには、患者さんの症 状や経過を注意深く観察する必要 があります。そうすると、「精神 から感情へ、感情から身体へ」と いう5つめの治癒の法則を見出す こともあるでしょう。

治癒の例を、可能な限り多く経 験し、生身の人間から教えてもら って熟達していくことが重要です。

Hering's low of cure

治癒の法則

治癒の法則とは？
コンスタンチン・ヘーリングがまとめた概念。患者が治癒に向かっているかどうかを判断するためのガイドライン。ホメオパシーの柱となる重要な法則のひとつ。多くは、以下の順序で治癒に向かう。

① **中心から外側へ**
症状の変化が、体の中心から外側へ向かう状態。

② **上から下へ**
頭など体の上にある部位や器官の症状から下にある部位や器官に症状が移ること。

③ **生存のために重要な器官から、より重要でない器官へ**
症状が、脳や心臓といった生命の存続に最も重要な器官から皮膚、四肢の末端に移ること。「①中心から外側へ」「②上から下へ」も器官の重要度順と共通する場合もある。

④ **過去の症状がぶり返したり、過去に発症した症状が逆行性に現れたりする**
過去にわずらった症状が治癒していない場合に現れる症状。その症状は治癒しないまま抑圧され、他の深刻な症状へと移行している場合が多い。深刻な症状から改善していくため、治癒の過程でこのような過去の症状が現れる。

治癒の法則を臨床で活かすには、患者の症状や経過を注意深く観察することが必要。多くの臨床に立ち会い、治癒のケースを経験して、それぞれの患者さんの反応をしっかりと見極めることが大切。

治癒の法則∷Aさんのケース

最後に、私自身の症例で、治癒の法則を理解する助けになった40代の女性Aさんのケースを紹介しましょう。

初めて外来にみえたAさんの主訴は、「体がふらふらして気力がでない、右に傾くめまいで転倒しやすい」というものでした。お話をうかがう中で、「めまいで必ず右に傾いていく」という症状はあまり一般的ではなく、ホメオパシーではS.R.P（STRANGE RARE PECULIAR）といわれる、極まれで独特な症状ということがわかりました。

その後、月経が来ると体調全般が改善するといった特徴も持ち合わせていたので、レメディはラケシスに決定しました。そして、初回の問診ではわからなかった、Aさんの全体像がわかってきました。

Aさんは、数年前にお父さまを亡くし、それ以来体調が優れず、病気がちになり、今でも思い出してはたまに泣いているとのことでした。お話をうかがううちに、Aさんに必要なレメディがナト・ムールであるとわかり、早速レメディをとってもらいました。

その後、すぐに睡眠の質がとてもよくなり、1日で使えるエネルギーが大幅に増えてきたという報告を受けました。今までは、夫と子どもが外出するときだけ、必死に起きあがり、みんなが出て行くとベッドに吸い込まれるように昼寝をし、夕方再び、家族の夕食を

決定するのに、実に2時間を要しました。そして、初回の問診ではわからなかった、Aさんの全体像がわかってきました。

その後、間もなく、転倒による命の危険はなくなったのですが、次にお会いしたときはうつ気分が目だっていました。うつという症状が、新たに出てきた症状かどうか、最初は判断に迷ったのですが、実際には、めまいに苦しんでいたあまり、本人がうつであることに気がつかなかった、とわかりました。

初回の問診では、体の症状に重きが置かれ、感情面や精神面についてのお話をうかがうことはできず、30分程度の短い時間でレメディの処方を決めました。めまいが改善した後の問診は、自分の問題をより深く、より多く話せる状態になったため、レメディの処方を

第一章 ホメオパシーの理論

作るために起き上がり、主婦としての役目が終わると同時に、子どもたちと一緒に午後9時には寝込むという生活を送っていたそうです。家族のためだけにご飯を作るという生活は改善され、昼寝も必要なくなったので、その他の家事にも手が回るようになり、数カ月後には、自分の趣味であったテニスも楽しめるようになりました。

Aさんの改善も軌道に乗り、私も安心していた矢先に、今度は生理痛が現れてきました。

Aさんは、この生理痛が、高校生のときにあった痛みに似ていることを思い出しました。生理時のひどい痛みに、鎮痛剤を欠かしたことは無く、生理痛の症状が落ち着き始めた頃、体力の低下が気になり始めたそうです。ただ、今回の生理痛は、以前の痛みに比べたら大変楽で、めまいやうつ状態が続いていたときよりも、気分も体調もずっとよくなったと実感していました。

Aさんは順調に回復に向かっており、鎮痛剤によって抑圧してしまった古い症状である生理痛が一過性に再発しているだけで、新しい症状なのか判断の難しいところではありますが、もし生理痛がでてめまいが起き転倒したら、それは自ら命を絶つ危険性があり、Aさんのうつ気分は自殺念慮を伴うような深刻なものではなかったので、この症例の場合は、めまいのほうがうつより深刻です。うつ気分の改善後には、症状は子宮系に移行していることから、症状は「上から下へ」の法則に沿っていることがわかります。

Aさんの症例は、私に明確にケ「治癒の法則」を教えてくれたケースです。まず、Aさんに現れていた転倒を伴うような深刻なめまいが改善され、その後、うつ気分、生理痛というように、過去に起きた症状の歴史を逆行するように再現して完治していなかった症状が病気の歴史を逆行するように再現しています。めまいとうつという症状については、どちらがより重要な症状なのか判断の難しいところではありますが、もし電車のホームでめまいが起き転倒したら、それは自ら命を絶つ危険性があり、Aさんのうつ気分は自殺念慮を伴うような深刻なものではなかったので、この症例の場合は、めまいのほうがうつより深刻です。うつ気分の改善後には、症状は子宮系に移行していることから、症状は「上から下へ」の法則に沿っていることがわかります。

111

急性病と慢性病
Acute disease & Chronic disease

急性病と慢性病の違い

ハーネマンは、「類似の法則」を打ち立ててから、多くの同志の賛同を得て、ホメオパシーの研究と著作に励むことが出来ました。ホメオパシーという医学体系からみた「バイタルフォース」や「レメディの効果」が証明され、実践的な医療として成功をおさめるようになったのは、大著『オルガノン』の初版出版を終えた1810年以降になります。

この頃、彼は病気そのものの研究に勤しんでおり、その研究から、彼は病気を「急性病」と「慢性病」の2つに分類しました。『オルガノン』の中でも、「人間の病気は、急性のものと慢性のものに分けら

れる」（114ページ参照）、と述べています。

病気は、怪我などの外科的疾患を除いて、

(1) 急性病
(2) 慢性病

の、大きく2つに分けて考えることが出来ますが、他にも、薬物の使用や不健康な生活による病気が考えられます。

ホメオパシーでは、病気となって現れる症状は、生命を維持するバイタルフォースの秩序が乱れた結果と考えるので、その症状の進行の違いによって、急性と慢性に

急性病とは

急性病の病気とは、例えば、風邪や腹痛、下痢、発熱、嘔吐など、今までなかった症状が急激にあらわれる病です。たいていは、その病を引き起こす原因となる要素があり、ウィルスや細菌による食あたりや流行病、乗り物酔いといった比較的馴染みのある疾患のことです。病状は（例えば、発熱や嘔吐など）急速に進行して変化しながらも、限られた一定の期間続いた後、最後には完結します。言い換えれば、急性病には期限があり、「自然治癒」するか、もしくは適切な治療が施されなければ「死」に至って完結すると考えます。基本的に、急性病には後遺症はないとされ、もし後遺症が発生した場合、ハーネマンは、後で説明する「マヤズム」という概念が影響していると考えました。

慢性病とは

慢性の病気とは、現代では生活習慣病にみられるような、糖尿病、高血圧症、高脂血症、肥満などが代表的ですが、他にも、喘息、アレルギー性鼻炎、リウマチ、アトピー性皮膚炎、膠原病、リウマチ、多発性硬化症といった変性疾患も挙げられます。生活習慣病は、その名の通り、日々の生活の積み重ねによる体調の悪化です。急に血糖値や血圧が高くなるのではなく、食事や睡眠、運動など日々の生活習慣により体はゆっくりと変化していきます。最初は、湿疹やかゆみなどの皮膚の疾患だったり、風邪や頭痛を繰り返したり、眠気や気分の

バイタルフォースで考えると、初期の秩序の乱れは大変小さく、自覚症状はほとんど感じられないため、本人も発症していることに気付きにくい性質があります。健康な人であれば、十分な睡眠や休息で元に戻ることもありますが、小さな乱れが毎日慢性的に繰り返されれば、その乱れはやがて、大きな秩序の乱れに発展していきます。

健康を支える生命を維持しているバイタルフォースは、秩序の乱れの大小を問わず、生きるために重要な器官を守る必要があるので、様々な不調和を症状で呈していきます。最初は、湿疹やかゆみなどの皮膚の疾患だったり、風邪や頭

症状がより深刻な病に移行するのは、わかりやすい例です。こういったことから、ホメオパシーでは最初は小さいので、しばしば発症したことに気づかれにくい。健康を支え生命を維持しているバイタルフォースが変化に追いつけずうまく機能しなくなると、徐々に独自の方法で健康の状態を阻害してくる。バイタルフォースは、そのような病気を独自の力で消滅できないので、最終的に生体が破壊されるまで、病の増殖と生体の異常な変化を許可してしまう。慢性病は、慢性マヤズムによる動的な感染に起因する」（『オルガノン』§72）

「人間の病気は、急性のものと慢性のものに分けられる。急性の病気は迅速に疾患が進行し、不調和な状態が多少の差はあるものの、最後はうつ病になるケースのように、最初はアトピー性皮膚炎だった人が、喘息になり、最後はうつ病になるケースのように、独自の力で症状を消滅することはできません。最初はアトピー性皮膚炎だった人が、喘息になり、最感覚に訴えるように働きますが、自らとなる独自の様々な症状を呈し、自体にアンバランスを告げるサイン深く進むまでの各々の工程で、生けます。病気の初期から、病理が調レベルにあわせて秩序を保ち続も生き残るために、そのときの体バイタルフォースは、あくまでます。には慢性的で不快な症状がでてき方で健康状態が阻害され、最終的と、徐々にその人独自の反応の仕をとらずに体に負担をかけていくンを無視して、適切な休息や栄養症状からはじまります。そのサイムラなどの、あまり気にとめない

バイタルフォースも、最終的には生体症状をそのまま放置し続ければ、「症状は病気ではなく、病気の結果である」と強調しています。ったことから、ホメオパシーでは

バイタルフォースが弱りきった病体では、病のもととなる微生物やがん細胞などの増殖を阻止することは困難となり、生体の異常な変化もそのまま続くことになります。

Acute disease & Chronic disease

（マヤズム

マヤズムとは、ハーネマンが晩年の研究結果から導いた概念で、ギリシャ語のマイアズマ「汚れ、汚染」という意味です。治らない病の根本的な原因になっていると考えられる、遺伝的、体質的な要素を考慮した考えです。

ある特定の影響、例えば塩分の量が多い、化学薬品に接触する機会が多い、というように体に害を及ぼす可能性が高い状況で、その人がどのような遺伝的な感受性を持っているかということを、ハーネマンはマヤズムという言葉で表しました。例えば、日本人は摂取量が多いと指摘されている塩分は、一日10g以下が理想だとさ

れています。しかし、毎日同じように10g摂っても、高血圧症になる人、胃がんになる人、喉が渇く人、集中力がおちたと感じる人、そして何も感じない人もおり、反応は様々です。同じ影響を受けても、心身の反応は、人それぞれが持っている、生まれながらの感受性の違いによることがわかります。

ハーネマンは、その違いが、どこから来るのかという研究を重ね、生活習慣や食事療法では改善することのできない、持って生まれたその人の感受性の弱さを、マヤズムという概念であらわしたのです。

近代では、私たちが先祖代々から受け継ぎ、子孫に残す「弱さ」全般を指していると解釈されています。完治しない慢性病のケースにおいて、マヤズムの概念を理解し

考慮することは、ホメオパシーのレメディを選ぶ際のヒントとなりますが、レメディの選択は「類似の法則」にかなったシミリマムを決定することですから、マヤズムだけをみてレメディを選ぶことはありません。

「自然におきる真の慢性病は、慢性のマヤズムに起因する。慢性病は、それらに適切で特殊なレメディを使用せずに放置していれば、これらの慢性病は増加の一途をたどるであろう。最良の心理状態と身体的な栄養状態を保てたとしても、それらの慢性病は人生の終わりまで展開し、より多くの苦痛をもたらす」（『オルガノン』§78）

マヤズムの種類

ハーネマンは、再発する慢性病を抱える患者さんの診療と緻密な研究を重ねている最中に、ひとつの共通点を発見しました。それは、患者さんが、皮膚になんらかの症状が出ていたという事実でした。ほとんどは単なるかゆみで、患者さん本人も忘れており、既往歴として医師に報告する必要もなさそうな見過ごされがちな疾患が、レメディの作用や治癒を妨げているに違いないと考えました。

最初のマヤズムは、「プソラ（疥癬）」と名づけられました。このマヤズムは最も根源的なマヤズムで、思考力をもった生物である人間に起こったと考えられており、思考が無理に抑制されたり、過度に刺激を受けたりすることで混乱が生じたことに起因するといわれています。続いて、2番目と3番目のマヤズムとして知られているのが、「シフィリス（梅毒）」と「サイコーシス（淋病）」です。梅毒や淋病は、性感染症として人間社会の中で根強く存在し、根絶しがたい病気ですが、前者は強力な破壊力をもち、後者は強力な増殖力があります。

ハーネマンの時代に確立されたといわれているのは、この「3大古典マヤズム」ですが、その後、結核、ガンなどのマヤズムが提唱され、複雑化する社会である20世紀には、より多くのマヤズムが誕生したといわれています。

三大古典マヤズムの特徴

	特徴	心身の症状
プソラ （疥癬マヤズム）	機能や働きの低さ・鈍さ	・皮膚の症状（かゆみ・乾燥・ひび割れ） ・疲れやすさ・陰気・絶望的になりやすい
サイコーシス （淋病マヤズム）	機能や働きの過剰	・イボやポリープができやすい ・嫉妬心や執念、猜疑心が強い
シフィリス （梅毒マヤズム）	破壊的	・組織の破壊・破滅願望 ・潰瘍ができやすい

現代のマヤズム理論

ハーネマンの考えたマヤズムの理論は、発表当時から論争を繰り広げ、色々な誤解や解釈があったようです。ハーネマンは、急性病の治療において、ホメオパシーで優れた成績をあげていました。しかし、レメディがとてもよく効いた場合でも、完治できないケースもありました。例えば、時間が経つと症状が元に戻ってしまったり、別の新しい症状を伴って再発してしまったりという患者さんが少なからずいたのです。

そこでハーネマンは、根本治癒に至らない病気に対する治療に取り組み始め、実に12年の歳月を費やして研究した結果が、「マヤズム理論」です。

ホメオパシーの治療家として有名なスチュアート・クローズは、著書※の中で「ハーネマンの用いた用語である"マヤズム"は、多くの誤解を生みました。彼の時代には、腐敗した有機体である動物や植物から発散された病気を引き起こすものなどを指しており、漠然と使用されていたのです」と述べています。

現代に活躍するホメオパスの中には、さらに研究を重ねて理論をより深刻で進行の早い病が生じる根本的な原因を、代々受け継ぐ「弱さ」にあるとするこの理論は、哲学に近く、自然科学の理論との間に相当なギャップが生じてしまったようです。

私自身は、患者さんが食事、睡眠、ライフスタイルの全てを改善しても治癒が進まず、マヤズムが明らかに関係しているとわかるケースでは、マヤズムの理論を参考にしてレメディを選ぶこともあります。しかし、基本的には患者さんの今の状態に合わせたシミリマムを見つけることが先決だと考えて治療に取り組んでいますから、マヤズムでレメディを選ぶことはありません。マヤズム理論は、シミリマムを選ぶためのツールのひとつと考えています。

理論です。当時は、現代のようにDNAの概念もない時代であり、臨床にはマヤズム理論をほとんど考慮していない人々もおり、逆に発展させている人々もいます。現代ホメオパシーにおいても、マヤズムに関する考え方はそれぞれのようです。

※ "The Genius of Homeopathy" (207ページ参照)

発展し続けるホメオパシー Applied Homeopathy

発展し続けるホメオパシー医学

学問が全てそうであるように、ホメオパシー医学も、時代と共に発展しています。さらにこの200年間で、ホメオパシーは国の枠にとらわれず世界中に発展していきました。

現代でも、伝統的なクラシカル・ホメオパシーの手法は根強く保たれていますが、元来のホメオパシー理論とは異なるスタイルのホメオパシーも誕生しています。新しい体系のホメオパシーが受け入れられ発展したのは、環境の異なる患者さんのニーズに応えたり、

求められる治療方法が時代によって違うため、工夫を凝らす必要があったからです。

クラシカル・ホメオパシーは、ハーネマンの時代に体系づけられ、臨床の経験や知識は、ほぼそのまま受け継がれています。その歴史が長い分、情報量も膨大で確立した医学となっています。

一方、新しい手法や理論を取り入れた発展型のホメオパシーは、ホメオパシー流派のひとつとして捉えられることが多いようです。

その中でも、既に医学として認められ、独自の発展を遂げている代表的な4つのスタイル、コンビネーション、ホモトキシコロジー、ティシュソルト、フラワーレメディを紹介します。(クラシカル・ホメオパシーについては、「シングル・メディスン」を参照のこと)

コンビネーションとは

単一のレメディではなく、複数のレメディを組み合わせたものをコンビネーションと呼びます。

一般的に起こりうる症状に対し、対応できるレメディをあらかじめ選び出し、それらを混合させたレメディのことです。

そのためコンビネーションのレメディは、風邪用、腰痛用、花粉症用、というように、症状毎に名前が付けられて販売されています。

ある特定の症状に合わせて選ぶことができるので、ホメオパシーの専門知識がなくても気軽に取り扱うことができます。

例えば風邪の場合、発熱、喉の痛み、悪寒、頭痛、だるさといった症状は、多くの人が訴える共通した症状なので、それぞれに対応したレメディをブレンドしてあります。

例：風邪用コンビネーションレメディの処方
① 熱＝ベラドナ
② 喉の痛み＝アコナイト
③ 悪寒＝ジェルセミウム

組み合わせはバラエティに富み、製薬会社や地域ごとで異なりますが、低ポテンシーのレメディを使って組み合わせてあるのが主流です。

フランスをはじめとする多くの国で用いられています。

ホモトキシコロジーとは

コンビネーションと同じように複数のレメディをあらかじめ組み合せてありますが、病理学および臨床所見による診断から選べることを可能にしたのが、ホモトキシコロジーです。

低ポテンシーのレメディがブレンドされたレメディを用いて、患者さんのバイタルフォースに働きかけ、問題のある疾患だけではなく、全体的治癒を目指します。

細菌や微生物の発見、抗生物質の発明が盛んな20世紀における現代西洋医療の考えと、クラシカル・ホメオパシーを融合させた理論で、ドイツ人医師のハインリッヒ・レッケベーグが1952年に

提唱しました。彼の時代には、スピードを求めるかのように現代西洋医療の発展が盛んであるのに対し、時間も労力もかかるホメオパシーの古典的な手法には大きな溝がありました。そこで、その2つの医学の長所を融合して誕生したのが、ホモトキシコロジーです。

ホモトキシコロジーは、生体における個々の細胞は、周囲の環境に適応するために常に変化していると考えます。精巧に働いている人体細胞のバランスに、有害な影響を与える因子を、「人間の生体内にある毒素」の意味をさす「ホモトキシン」と名付けました。

ホモトキシンには、体内に停滞して、効率的に排泄または代謝されなかった体の内部から生じるものと、環境ホルモンや化学物質、微生物などの外部の環境から生じるものとがあります。

「病気とは、これらの内的要因と外的要因のホモトキシンに対抗するための防衛機構である」という考えを基礎にしているのがホモトキシコロジーです。

現在では、風邪や胃腸障害などの軽い症状から、アレルギーやガンなどの重い病気まで様々な治療に活用されています。現代西洋医療と同じ基準で診断ができるため、特にドイツでは、医師によって臨床現場に、積極的に導入されています。

ティシュソルトとは

不調のもととなっている、ミネラルのアンバランスを調整する目的で処方されているのが、ティシュソルトです。

ハーネマンの死後30年を経た1873年に、ドイツ人医師、ウィルヘルム・ハインリッヒ・シュスラーが、体系付けました。

シュスラー博士は、細胞が健全に機能するためには、細胞内のミネラル塩が、適切な量で保たれている必要があるという結論にいたりました。それを維持するために、最も重要な12種類のミネラル塩「ティシュソルト」を用いる治療法を、「バイオケミストリー（生化学）」と名付けました。

ティシュソルトは、低ポテンシー（3X、6X、12X）で作られている。物質に近いレメディなので、食品やサプリメントのような手軽さがあります。

地上の生物にとって、生命維持に欠かせないミネラルだけからレメディが作られているのも特徴です。それらミネラルの過不足または機能不全が、バランスの崩れを引き起こし、不調となって現れると考えます。

細胞内のミネラルに着目し、栄養のバランスを調節するサプリメントの概念に似ているため、人間の全体像をみる伝統的なホメオパシー派から非難されたためにも独自に発展し、ドイツを中心に、インド、オーストラリア、南アフリカなど世界中に広がりました。

今日では、セルフケアから慢性症状まで、幅広く適用されています。

そして、数多くの臨床経験から、不健康な状態や回復の妨げとなる、人間が陥りやすいネガティブな心のパターンを分類し、その心理に対応する38種類のエッセンスを作りました。

フラワーエッセンスは、基本的に木や草の花々の情報を希釈して作りますが、振とうという過程を含んだポテンタイゼーションを繰り返す工程はないので、ホメオパシーのレメディとは作り方が異なります。

さらに、ホメオパシーのような激しいアグラベーションはなく、「誰もが安心して自分のために使える処方薬」として、専門的知識がなくても手軽に使えるため、世界中に広がりました。

バッチ博士のフラワーレメディ

フラワーエッセンスとは

フラワーエッセンス（フラワーレメディ）は、1920年代に英国人医師エドワード・バッチにより、精神や感情のバランスを整えるための「セルフヒーリング」のツールとして体系づけられました。

バッチ博士は、医師・細菌学者・ホメオパスという職業を通し、「病気を診るのではなく、人を診る治療」を追及しました。その結果、心身ともにバランスのとれた健康的な状態とは、「患者さん自身の心が癒され、満たされていること」という結論に達しました。

は38種類で完成されており、人間なら誰でもが持つ不変的な心理、例えば悲しみや怒り、恐怖などのネガティブな感情に働きかけ、心身を癒し調和を導きます。ドイツでは、医師の処方により保険が適用されることもあります。

現在では、バッチのフラワーレメディ以外にも、キノコやサボテン、動物や鉱物といったものからもエッセンスは作られ、フラワーエッセンス、ネイチャーエッセンスとして広がりを見せています。

one more lecture

ホメオパシーとフラワーエッセンスの違い

　病気は英語でdiseaseといいます。つまり、dis-ease（くつろいでいない）という意味です。様々な常識や固定観念などにとらわれていたり、日常の生活におけるストレスに対処できずにいたりして、人が安心し、くつろいでいる（at ease）状態にいないと、身体の中のエネルギーの流れを止めてしまい病気になる、という考え方からきています。

　フラワーエッセンスは、前述したようにエドワード・バッチ博士が体系づけたものですが、ホメオパシーとの大きな違いは、もともと医学の専門家が患者さんに用いる薬としてではなく、自己治癒を支援するものとして作られたことです。

　絶望的な気持ちになってしまったり、生きにくいと感じていたりするときに、フラワーエッセンスは、過去の失敗や自分の中にこびりついてしまった固定観念などに気づかせ、発想の転換が起こるのを手伝ってくれるのです。

　フラワーエッセンスは、熟練した専門のカウンセラーに選んでもらってもよいですし、自分がこれだと思うエッセンスを選んで使うのもよいでしょう。大切なのは、漫然とエッセンスを使うのではなく、積極的に「エッセンスと対話」することです。

　自分を苦しめている問題に自ら気づくことは、「病気でない」状態へ自らを導く、はじめの一歩となるのです。

Applied Homeopathy

第二章　ホメオパシーの実際

レパートリー Repertory

症状の百科事典「レパートリー」

症状からの検索ができる百科事典が「レパートリー」です。症状が詳細に記録されており、喉の痛み、咳、発熱、頭痛、腹痛など私達が日常的に経験する軽い症状から、めまいや震え、精神病といった深刻なものまで、実に多様な症状が記載されています。症状から必要な処置を検索できる本（例‥「家庭の医学」など）は既に存在しますが、患者さんの症状が最も重要な情報であるホメオパシーでは、痛みや熱、湿疹など体に現れる症状だけではなく、イライラし

やすい、集中力がない、記憶力の低下といった感情の起伏や精神状態についても、事細かく掲載されています。

同じ「頭痛」でも人によって痛みの感じ方や場所は様々なので、頭のどの部分が、どのように、いつ痛むのかを細かく調べることができます。例えば、右の後頭部がズキズキする、こめかみに鈍痛、キーンとさすような痛みが夜寝る前に突然やってくる、というように、患者さんの頭痛はどんな感じなのかということまで記載されているのが特徴です。人間の個々の感受性をひとつひとつ丁寧に受け止め、身体・感情・精神を含む複

合的な存在として捉えていることがよくわかります。

「健康な人に証明できた症状」（プルービング）と「類似の症状」を治癒するのがホメオパシーのレメディです。レパートリーには、プルービングによって明かされた症状と、臨床の現場で治癒に導いた実績のある症状がまとめられています。まさに、体験と実践に基づいた知識の宝庫ともいうべき症状のカタログ事典なのです。

レパートリーの歴史

レパートリーは、「症状のカタログ」として、ジェームス・タイ

ラー・ケントによって正式に編纂されました。その後、著名なホメオパスによって何種類か発行されていますが、世代を超えて多くの人々に使われているものが、信頼も高く使いやすいレパートリーであるといえるでしょう。

"Repertory of the Homoeopathic Materia Medica" James T. Kent 著（『ケントのレパートリー』）は、ホメオパシーの診断の際に実用的な構成になっており、今でもホメオパスの必需本のひとつです。それを基盤にした"Synthesis Repertorium" Frederik Schroyens 著（『シンセシス』）、"Repertorium Universiale〈the Complete Repertory〉" Roger Van Zandvoort 著（『コンプリート』）などは、定評の高いレパートリーとして多くのホメオパスに活用されています。

近年では、症状をアルファベット順に並べたレパートリー"Homoeopathic Medical Repertory"がロビン・マーフィーによって出版されました。これは、ケントの編み出したホメオパシー独特の構成ではなく、症状をABC順で検索できるので、ホメオパシーに不慣れな初心者にはなじみやすく愛用しているホメオパスも多いといわれています。また、コンピューターの普及に伴って、レパートリーやマテリア・メディカのソフトも充実してきました。今までは、患者さんの症状が複数ある場合、その症状の頁をめくってレパートリーを調べる必要がありましたが、ソフトを使えば、ボタンひとつでそれら複数の症状を呈するレメディを次々に検索できるので時間の節約になります。

レパートリーの構成

それでは、ホメオパシー独特の事典であるレパートリーをみていきましょう。

ケントのスタイルのレパートリーは、単純なアルファベット順ではなく、ホメオパシーの診断に使いやすいように工夫された順になっています。身体症状のみならず、感情や精神の症状についても細かく載っています。精神、めまい、頭、頭痛、というように症状のおきうる体の部位は頭頂部から下へと並んでいます。全部で40前後の章で成り立っており、その中身は、どのような痛みなのか、どんなめ

まいなのか、といった症状の詳細が列記されています。

各章は、以下の項目で構成され、この順番で並んでいます。(参考『ケントのレパートリー』)。

精神、めまい、頭、頭痛、眼、視力、耳、聴力、鼻、顔、口、歯、喉、頸部、胃、腹部、直腸、便、膀胱、腎臓、前立腺、尿道、尿、男性生殖器、女性生殖器、喉頭、呼吸、咳、痰、胸部、背中、四肢、四肢疼痛、睡眠、悪寒、発熱、発汗、寒気、皮膚、全身一般

便や尿の観察は、現代人には馴染みがないかもしれません。しかし、精密機械による検査ができるようになる前は、便や尿の色、形状、匂い、回数は体の調子を知る

ための大変重要な情報でした。自分の排泄物がどのような情報かを把握しておくことは、健康を維持する上でわかりやすい目安です。

下痢になると食事を控えたり、消化器に負担がかからない食材に変えたりするように、それは現在も変わりありません。具体的なモダリティ（様相）があれば、さらにレメディを絞る助けになります。特有の主訴や症状に個性的なモダリティ（例：午後2〜4時に眠気が襲う、甘い物を好むなど）が伴う場合は、シミリマムを見つけだすことが、より容易になります。

Aさんという患者さんには、「こめかみのあたりの痛みは午後になると強く感じる。心配事は夜に強く感じる。お通じがすっきりしないために満足できない感じがあり、便秘はかなり長い期間続いている。最近、いつ排便したかはっきり覚えていない。自分の考えがわからないときがある。時々、考えが停滞している感じがする」という自覚症状があります。

このケースを簡単に要約してしまうと、「こめかみの痛み」、「不安」、「便秘」、「記憶力の低下」と、症状を大きく分けてしまうこともできます。しかし、ホメオパ

レパートリーの使い方①　章とルブリック

では、私が臨床で利用しているレパートリー『シンセシス』を参

考にして、具体的な使い方を見ていきましょう。

では、いつ、どのように、どんな感じで症状が現れるのか、というAさん特有の反応を知ることが大事です。

Aさんの頭痛を『シンセシス』で調べると（128ページ参照）、

章…「頭」
ルブリック…「痛み」
サブルブリック…「側頭部」
サブルブリック（補足）…「午後に悪化」

となり、最終的に42種類のレメディが記載されています。

まず、「頭」の章を見ていきます。各章には、ルブリック（Rubric、大項目）と呼ばれる章に関係している症状が載っています。「痛み」はルブリックにあり、それに関連する症状はサブルブリック（中項目）と呼ばれ、その痛みがどこで起きているのかを示す体の部位が列記されているので、「側頭部」を見つけることができます。その下には、さらにサブルブリックを補足し細分化した症状、ここでは「頭」の「痛み」について「こめかみ」のどこが（右側、左側など）、どのように（ズキズキ、ちくちくなど）、どんな条件で（湿度の高いとき、午後、寝る前など）悪化するのかが、細かく記載されています。条件を絞り込み、レメディをふるい分けます。

他の症状については、「精神…心配事…夜に悪化」、「直腸…便秘…不完全で満足出来ない排便」というように、症状からあてはまるレメディを調べていきます。そ

して、この3つの条件全てにあてはまるレメディの数は絞り込まれていき、Aさんの症状の全体像は、「アルミナ（酸化アルミニウム）」というレメディに最も類似していることがわかります。

レパートリーの使い方②〈数値評価分析表〉

もう一度「こめかみの痛み」を例にして、今度はレパートリーを使った数値評価分析（スコアリング）を紹介します。数値評価分析は、ケントの時代から伝統的に用いられており、どのレメディがその症状を表しているかが数値化されています。それぞれ4段階の数値がついており、それを合計することによって各々のレメディを評価することが可能です。

"Synthesis Repertorium, Editio 7"／Dr. Frederik Schroyens著　310ページを転載使用。
reprint with permission of SYNTHESIS and RADAR software www.archibel.com

ルブリック
　　　サブルブリック

Pain – Sides

章

Head

ルブリック
　　　サブルブリック

Pain – Temples　　　　　　　　　　　　　（以下）補足

- **Sides**: ...
  . **writing**, while: gels. lyc.$_h$
     inclined to left; with head: chinin-s.
  . **extending** to:
     arm: cimx. fago.
     backward: mag-c. mag-s. verat-s.
     brow: chinin-s.
     downward: hyper.$_{bg1}$ ign.$_{bg1}$
     ear: ars-met. chinin-s. grat. lyc.$_h$ Merc.
        behind: pic-ac.
     eye: ars. Asaf. brom. calc. caust. crot-h. mag-m. nat-m.
     face: kali-bi.
     forehead: iod. sars.$_{bg1}$ sil.
     forward: ant-c. con. guaj. kali-c. mang. verb.$_{c1}$
     hand:
        right: phos.$_{bg1}$
     nape: elaps sars.
     neck: chel. cupr. Lach. lyc. Merc.
     nose:
        root of: phos.$_{bg1}$
     occiput: lach. nux-m. phos. tab.
     scapula: Chel.
     shoulders: caust. Lach.
     side; from side to: carb-v. clem. Nat-m. plan. rhus-t.
        line; like a (see line)
     teeth: crot-h. graph. lyc.$_h$ Merc.
     temples: bell. kali-bi.
     waist: lyss.

- **Sutures**, pain follows: **Calc-p.**$_{bg1,k}$,• coloc.$_h$ **Fl-ac.**$_{bg2,k}$ glon.$_{bg1}$

- **Temples**: acon. act-sp. aesc. aeth. agar. ail. *All-c.* aloe *Alum.* alum-p.$_{k2}$ alum-sil.$_{k2}$ ambr. **Anac.** anan. androc.$_{srj1}$ apis *apoc.* *Arg-met.* arg-n. *Arn.* ars. *Ars-i.* arum-t. asar. aspar. aster. *Atro.* aur. aur-ar.$_{k2}$ aur-s.$_{k2}$ *Bad. Bapt.* bar-c. bar-i.$_{k2}$ *Kali-bi.* **Kali-c.** **Bell.** benz-ac. berb. borx. brom. bry. calc. calc-i.$_{k2}$ calc-p. calc-sil.$_{k2}$ camph. cann-i. cann-s. caps. **Carb-ac.** carb-an. carbn-s. caust. cedr. *Cham. Chel.* **Chin.** chinin-s. chlol. choc.$_{srj3}$ cic. cina *Cinnb.* clem. cob. coc-c. *Cocc.* coff. colch. coloc. con. cor-r. corn. crot-h. crot-t. cupr. cupr-ar. **Cycl.** *Daph.* dios. dros. echi. elaps elat. eup-per. euphr. eupi. *Ferr.* ferr-ar. ferr-i. *Ferr-m.* ferr-p. *Fl-ac.* form. *Gels.* gent-c. gent-ch.$_{bgj1}$ gent-l. gink-b.$_{sbdl}$ glon. graph. gymno. ham. hell. hep. *Hipp.* hura hydr. hydr-ac. hyos. hyper. ign. *Ind.* iod. *Ip.* iris *Jatr-c. Kali-bi.* **Kali-c.** kali-chl. kali-m.$_{k2}$ kali-p. kali-s. kali-sil.$_{k2}$ kalm. **Kreos. Lac-c.** lac-d. *Lach.* lachn. laur. lec. led. lept. lith-c. lob. **Lyc.** lycps-v. *Lyss. Mag-c. Mag-m.* manc. *Mang.* med. meli. *Merc.* merc-c. merc-i-f. merl. *Mez.* mosch. mur-ac. murx. myric. naja *nat-ar.* nat-c. nat-m. nat-p. nat-s. nit-ac. muph. **Nux-m.** *Nux-v.* ol-j. onos. *Op.* orig.$_{c1}$ osm. ox-ac. pall. *Par. Petr. Ph-ac.* phos. phys. phyt. pic-ac. plan. **Plat.** *Plb.* podo. psor. ptel. **Puls.** ran-b. raph. rheum rhod. *Rhus-t.* rob. rumx. ruta *Sabad.* **Sabin.** *Sang.* sec. sel. *Sep.* sil. sol-ni. spig. *Stann.* staph. stram. stry. *Sul-ac.* sul-i.$_{k2}$ sulph. sumb. syph.$_{k2}$ tab. **Tarax.** *Tarent.* **Thuj.** uran-met. verat-b. **Verb.** viol-t. vit.$_{br1}$ xan. *Zinc.* zinc-p.$_{k2}$

- **Temples**: ...
  . **alternating** sides: hyper. **Lac-c.**
  . **right**: aloe androc.$_{srj1}$ apis ars. ars-i. bamb-a.$_{stb2}$ bell. cact. *Caust. Chel. Coloc.* dros. ferr-ar. *Ferr-m. Gels. Jug-c.* lyc.$_{bg1,bg2}$ meli. mosch. *Nat-ar. Nux-v.* pall. psil.$_{fl1}$ puls. rhus-t. sabal.$_{c1}$ sang.$_{k2}$ sphing.$_{k2}$ spig.$_{kk3}$ *Tarax.* thuj. trom. verb. ziz.
     left; to: glon. lil-t. pall. plat. ptel. sep.
     alternating with pain:
        front and back of head; between: ptel.$_{c1}$
        knee; in right: meli.
     lying upon it while: stann.
  . **left**: aesc. agar. *Arn.* asar. aspar. aur-m. bamb-a.$_{stb2}$ bar-act. cench.$_{k2}$ *Cimic.* dig. *Kali-chl.* kali-n.$_h$ lith-c.$_{bg1,bg2}$ *Merc.* mur-ac. nuph. onos. ox-ac. rhod. sang. sil. *Spig. Staph.* sumb. viol-t.
     right; to: aur-m. calc. hipp. merc-i-f. ol-j. ptel. sulph.
     alternating with pain in right knee: meli.
     periodical: spig.
     pulsating: spig.
  . **daytime**: ars. calc. hell. hep. hydr. jatr-c. kali-n. lyss. mez. stann.
  . **morning**: all-c. am-c. apis bar-c. cact. camph. carbn-s. clem. cob. coloc. cop. cund. dios. dirc. equis-h. *Gels.* graph. ham. ign. jac-g. kali-n. lil-t. lith-c. lyss. nat-ar. nat-p. phos. podo. psor. rhus-t. rumx. sang. sep. sulph. tarent. thuj.
     amel.: mag-s.
     rising, on: aur-m. cench.$_{k2}$ coca *Lach.* lil-t. nat-ar. nit-ac. sulph.
     waking, on: ail. anac. asim. atro. calad. calc. camph. carbn-s. castor-eq. cench.$_{k2}$ coff. graph. ind. *Lach.* lith-c. med. naja nat-ar. nat-p. nit-ac. tab. zinc.
        6 h: carbn-s.$_{k2}$
  . **forenoon**: alum. ars. asar. *Caust.* cench.$_{k2}$ *Cham.* clem. cob. dios. fago. genist. hipp. hydr. indg. *Jug-c.* kali-c. lach. lil-t. lycps-v. mag-s. nat-ar. peti. phyt. podo. rhus-t. seneg. sulph.
  . **noon**: ars. dios. dirc. fago. pall. ptel. sulph.
  . **afternoon**: aloe alum. bell. bov. bry. canth. carbn-s. caust. chinin-s. coca cod. coloc. corn. dios. dirc. dulc. equis-h. fago. gamb. grat. guaj. hipp. iber. iod. kali-bi. lac-c. laur. lyc. mag-s. myric. nat-act. nat-ar. ol-an. peti. plat. ptel. rumx. sang. sil. stront-c. sulph. zing.
     15 h: dirc.$_{a1}$
     17 h: bamb-a.$_{stb2}$ bry. nat-ar.
  . **evening**: acon. aloe alum. alum-p.$_{k2}$ am-c. ang. apis aran. calc-s. camph. castm. caust. chin. cinnb. colch. cop. crot-h. dig. dios. equis-h. fl-ac. hydr. hyper. inul. jac-g. kali-c. kali-i. kali-n. kreos. lac-ac. lach. lith-c. *Mag-m.* mez. nat-m. nit-ac. nux-m. nux-v. ph-ac. psor. **Puls.** ran-b. rhus-r. sep. stram. stront-c. sul-ac. sulph. tab. tarent. thuj. zing.
     19 h: dirc.$_{a1}$
     bed, in: chel. glon. *Mag-m.* ol-an. ph-ac. rhus-t.

310

レパートリーの読み方

128ページの『シンセシス』310ページを例に、読み方を解説します。

❶ **- Temples:** …「サブルブリック・側頭部」という意味。章Head（頭）ルブリックPain（痛み）の中で、こめかみに痛みがある場合は、ここを見る。アルファベット順に、候補のレメディが並んでいる。

読み方：並びはアルファベット順。文字の書体によって、候補のレメディの順位が分かるようになっている。数値評価分析については、下の表参照。

大文字太字体…もっとも順位が高い（310ページに記載はない）。

太字体…2番目に順位が高い。❶の中では、**Anac. Bell. Carb-ac. Chin.**など。

イタリック体…イタリック体は、太さが2種類あり、イタリック体太字体が3番目、普通イタリック体が4番目（評価表では、ともに評価2）の順位である。❶では、イタリック体太字体は***Arg-met. Nux-m.***で、普通イタリック体は、*All-c. Alum.*など。
大文字で始まるレメディのほうが順位は高い。

書体	評価
普通小文字体	1
イタリック体	2
太字体	3
大文字太字体	4

数値評価分析表

普通小文字体…順位は最後。

❷ **・afternoon** …「補足・午後に起こる」の意味。ルブリック「痛み」、サブルブリックの「側頭部」にさらにモダリティがある場合は、この補足を見ると、レメディはさらに絞られ、症状も特異なものとなる。

シンセシス第七版310ページの「頭」の章にある「痛み」から「側頭部」を見てみると、実に200以上のレメディが記載されています。つまり、側頭部の痛みに作用するレメディが200個以上あるということです。

レメディはABC順に表記されています。その中でも、特にその症状が強く出るレメディは大文字、太字体、その次に強いのが太字体、強くはないが弱くもないレメディがイタリック体で、そして一般的にその症状を持っているレメディが、普通小文字体で掲載されています。

ここでの例では、「頭」の「痛み」が「側頭部」で起きるレメディの中で、Anac.（スミウルシの木）、Bell.（ベラドナ）、Carb-ac.（石炭酸）、Chin.（キナの木）、Cycl.（シクラメン）、Kali-c.（炭酸カリウム）が太字体になっており、強い症状を持っていることを示しています。イタリック体太字体で書かれているものはその次に可能性が高く、ここではArg-met.（銀）、Nux-m.（ナツメグ）が続いて、普通イタリック体、All-c.（赤タマネギ）、Alum.（酸化アルミニウム）、が続きます。イタリック体太字体は、イタリック体の中でも頻度が高いレメディとして表記されていますが、評価の数値は同じです。普通小文字体で書かれているレメディに関しては、それほど頻繁ではないけれど、側頭部の痛みが症状にあるレメディということになります。

「痛みが交互に変わる」症状では、レメディはさらに絞りやすくなります。や特異な感覚があるなら、レメディはさらに絞り込まれ、Lac-c.（犬の乳）の二つに絞り込まれ、Lac-c.が太字体になっているのでより頻度が高いことがわかります。さらに、右側の側頭部の痛みが、右ひざの痛みと交互に現れる症状ひとつだけなので、この症状がある場合は、meli.（メリロット）hyper.（西洋オトギリソウ）とmeli.がシミリマムである可能性が高くなります。

レパートリーの落とし穴

レパートリーには様々な症状が記載されていますが、使う際の注意点としては、それらの情報が全

てではないことを忘れないことです。シミリマムを絞り込むために、レパートリーは大いに役に立つツールですが、あくまでも参考書として利用します。というのは、レパートリーに掲載されていない症状や効果もあるからです。マテリア・メディカでは中心にあるにもかかわらず、未だにレパートリーに反映されていない症状の情報もあります。

現場では、目の前にいる患者さんの全体像を理解し、レパートリーに限定されないあらゆる可能性を考えた上で、経験と知識と感覚を使うことが大事です。レパートリーに載っていたからという理由だけで、患者さんのレメディを決めつけないようにしましょう。

また、これは現場での難しさにもなりますが、レパートリーは100年以上前に作られたもので、古典的な言葉や言い回しで記載されています。そのため、クライアントの症状を、レパートリーで探す際には、レパートリー独特の言い回しを理解しておかなければ、症状そのものを探せないこともあります。専門家をめざす学生は、何度も繰り返しレパートリーを読み込んで、レパートリー独特の構成を体で覚えて使いこなせるようにならなければなりません。使い方が身についてくればくるほど、レパートリーの構成が、ホメオパシーのレメディを探す際にとても便利であることを体感できるのです。

レパートリーは生身の人間そのもの

現代医療のように、体の症状だけに注目することに慣れていると、レパートリーの中身にはびっくりさせられるでしょう。例えば、「乱暴をしそうな恐怖を伴う発狂」や「ナイフを見ると自殺した い衝動に駆られる」、「暴力的で破壊的、殺人を犯すこともできる」など、レパートリーの精神の章を見渡すと、精神病や精神疾患の専門書にも記述がないような数々の症状が載っていることがわかります。

これらの例にあげた奇妙な症状は、一見すると精神異常者や犯罪者というような、限られた特殊な人達だけのこと、と思う方もいる

かもしれません。しかし、どんなに健康な人でも、怪我や病気で健康のバランスを崩しているときは、落ち込みやすくなり、気持ちも不安定になりがちです。大切な家族が犯罪に巻き込まれたり、信じていた人に思いもよらない方法で裏切られたときなどは、どんなに善良な人でも、怒りや憎しみの感情の渦に巻き込まれる可能性はあり得る反応なのです。

「レパートリー」には、ありとあらゆる症状が掲載されています。「自殺したい願望」、「人を殺したい衝動」という精神状態も、それ自体に良い悪いという判断をせず、人間の心に現れる症状として、熱や体の痛みと同じように記録されています。また、人は必ず老いていきますが、「筋肉の衰え」や「物忘れ」といった老化現象に伴う症状も、長生きすれば多くの人が直面し得る症状のひとつですし、醜いとか、みっともないと考える必要はないのです。

私たちは、道徳として「殺人は犯罪」、「自殺してはいけない」と教育されますが、「命を大切にする」ことは、基本的には既に本能に組み込まれているものです。それにもかかわらず、世界中で絶え間なく起きている殺人や自殺は、人間の持つ感情や精神の複雑さを表しているといえるでしょう。レパートリーには、人間の病気の感受性が包み隠さず記載されており、

Repertory

ホメオパシーは、治癒を促す手段のひとつとして大いに役立ちます。レパートリーに載っている症状は、過去に治癒を促した実績のある情報です。それは、同じような苦しみを体験した人が、確かにいた、ということです。病気の当事者となっても、自分を責めたり、一人きりで悩んだりせずに、自分に備わっている自然治癒力を信じ、希望を捨てなければ、あなたの苦痛を癒すレメディに出合えることでしょう。

ホメオパシーの専門家は、患者さんの症状を客観的に観察し、熟考を重ねた上で治癒を促す可能性のあるレメディをひとつ一つ評価します。特に慢性的な症状や蓄積された症状の場合、治癒もしくは改善を実感するには時間がかかる

レパートリーのもうひとつの役割

もしも、自他共に命を大事にできないという精神状態、例えば「自殺をしたい」、「誰かを殺した い」という気持ちがあったとしても、ホメオパシーでは、ひとつの症状としてとらえます。一時的であれ、慢性的であれ、症状そのものに善悪の判断は不必要です。症状は病の結果であり、その人の今の状態を表現しています。

現代社会で問題になっているいじめ、自殺、嫉妬、怒りなど、どんな問題でも、誰だってできるだけ早くその辛い状態から抜け出し、解放されたいものです。

生身の人間が生きてきた証の集大成でもあると感じます。

かもしれませんが、症状を癒すには、身体的、精神的に段階を踏んで改善していく必要があります。症状となって出ている病気の感受性は、フォースに宿った病気のバイタルフォースに宿った病気のバイタル徐々に、かつ確実に浄化されながら鍛えられ、強化されていくでしょう。

私がホメオパシーと関わってから、常に励まされることでもありますが、ホメオパシーのレメディは、患者さん本人に自然治癒力が働いていることを気付かせてくれます。治療に取り組んでいる患者さん自身が、「自分がよくなっている」という確信を持つことは、どのような種類の医療であれ、治癒の工程において基本的で大事なことです。

マテリア・メディカ
Materia Medica

レメディの百科事典「マテリア・メディカ」

「マテリア・メディカ」とは、薬物事典のことです。薬草や鉱石の薬効について記録されたマテリア・メディカは、ホメオパシー医学が体系づけられる前から存在しています。

特に、ディオスコリデスの『マテリア・メディカ』はAC50〜60年頃に誕生し、その後1600年間に渡って、主要な薬物事典として医学で利用されてきました。そのため、西洋文化では近代薬学の先達ともいわれています。ホメオパシー専用のマテリア・メディカは、ホメオパシーで使用するレメディについて、下記の3つの切り口から評価された情報が掲載されています。

(1) プルービング
(2) 毒性学
(3) 治癒した症例で判明した効能

この3つの観点から見て共通する症状が、レメディの持つ症状として記載されています。

記載されている情報は、必ず、「生きている人間に現れた症状」、かつ「一人ではなく複数の人に現れた症状」として治癒を促した実績があるものに限られています。

これは、ホメオパシーのマテリア・メディカの特徴でもありますが、「伝統的に使われているから」、「ある成分が入っているから」という曖昧な情報ではないことを意味します。

確かに、伝統的に使われている薬物には評価する価値があります。しかし、ホメオパシーが誕生した当時の200年前には、伝統的に使われているという理由だけで、水銀や砒素が多量に用いられていたことも事実です。このことからも、「伝統的に使われているから」という事実だけでは、薬の効果を証明できないことがわかります。

第二章 ホメオパシーの実際

現代では、ハーネマンの時代から使われている伝統的なレメディも含め、世界中には3000〜4000種類のレメディがあるといわれています。マテリア・メディカには、古今東西の多大なレメディの情報が記載されており、シミリマムを探す上では、必要不可欠な事典なのです。

レメディの原材料
〜鉱物・植物・動物・ノゾ・その他〜

マテリア・メディカに載っているレメディの原料は、

(1) 鉱物
(2) 植物
(3) 動物
(4) ノゾ（病原菌）

の4種類に分けることができます。自然界に存在する物質なら、何でもレメディになり得る点では、漢方薬とも似ています。ただ、ホメオパシーのレメディは、原材料の毒性が高くても、希釈と振とうを繰り返し、素となる成分がほとんど存在しないため、毒性の心配がなく利用できます。

鉱物は、人体の構成に欠かせないカルシウムやシリカ、ナトリウム、鉄や、心身を癒す温泉の原料となっている硫黄などの他、装飾品に使うプラチナ、金、銀、銅、そして毒性の高い砒素や硝酸など、地球上に存在するありとあらゆるものが原材料になっています。

植物に関しては、ハーブ療法や食用にも使われる馴染みの深いアロエ、カモミール、タマネギなどがあり、アガリクスなどの菌類も含みます。毒性の強いトリカブトやケシ、染料に使われているバプティシアなど食用ではない植物のレメディもたくさんあります。

動物には、犬の乳や猛禽類、哺乳類、鳥類、ガラガラヘビなどの爬虫類、両生類はもちろんのこと、ハチなどの昆虫類やタランチュラ

などの節足動物からも作られます。例えば、ミツバチのレメディ（Apis）は、虫に刺されたときに使われる代表的なレメディのひとつです。

ノゾ（Nosode）とは、病原菌から作られるレメディです。死んだ結核菌からつくられるツベルクリヌムや、かゆみと水疱のでる感染症を引き起こす疥癬虫（ダニ）、乳ガン組織からとるカルシノシン、狂犬病の犬の唾液からとるリシンなどがあります。

ノゾは、他の自然療法で使用することが少なく、ホメオパシー独特の使い方をします。残念ながら、病原菌そのものから発生した病気を治癒することは困難です。例えば、狂犬病はとても強い毒性をもつウィルスですが、その毒性をホメオパシーのレメディで打ち消すことはできないでしょう。狂犬病患者特有の辛い症状と限りなく近い症状を持つ病人に適応するわけで、病原菌そのものの毒性を取り去ることは難しいのです。

その他の種類のレメディを、二つ紹介します。

・インポンデラビリア（Imponderabilia）

「計り知れないもの」という意味で、「月の光」や「X線」など、電磁波のような存在から作るレメディに関係があります。実際、ベラドナは急性の発熱や動悸、熱を伴う激しい症状に適用されるレメディです。他にも、ストラモニウムやヒオスキアムス、またハリー・ポッターにも登場して一躍有名になったマンドラゴラなどがあります。

・サルコード（sarcode）

健康な組織（健康な人の甲状腺など）から作るレメディで、現在臨床でも用いられており、新たなニーズを呼んでいます。

レメディの共通性・類似性

レメディについての理解が深まると、各種レメディの間に共通のパターンを見出すことができます。日本人の共通点、ドイツ人の共通点、という感じです。

例えば、セルフケアでも利用頻度の高いベラドナは、ナス科の猛毒植物ですが、暴力、闇、恐怖心、光と影、といったナス科のテーマ

Materia Medica

が、食用として馴染みがないので、あまり知られていません。

ナスやトマト、ピーマンを含むナス科は、人間の食文化と馴染みの深い植物という印象がありますが、実は食用できる品種はごく一部で、逆にとても毒性が高い植物として扱われてきた歴史があります。

これらナス科のレメディは、激しい暴力や、暗闇への恐怖、神や悪魔の幻覚を見るなどの症状や感覚を共通して持ち合わせています。このようにグループ化できるレメディには、いくつかの類似点があるので、ひとつ一つのレメディを覚える難しさを容易にしてくれる可能性を広げてくれます。

近年では、キングダム（界）という概念が定着しており、鉱物、植物、動物それぞれの界に大きなテーマが存在しています（170ページ参照）。さらに、近年ではマグネシウムグループ、哺乳類グループというように、サブグループ分けをしてレメディを分類する研究はサンカラン（27ページ参照）などが筆頭となり盛んに行われています。

こういったグループ化を行ってマテリア・メディカの理解を深めていく手法の先駆けとなったのは、ショルテン（26ページ参照）の「鉱物の元素周期表」による体系化です。

ショルテンは、周期律表の横列をシリーズ、縦列をステージとしました。横3列目（シリカシリーズと呼ばれ）から「自分自身のアイデンティティへの最初の混乱で指導を必要としているため、支援がなければ見捨てられた孤児のような感覚を覚える」、友達や家庭のテーマがあります）と縦2列目（第2ステージで観察や評価のテーマがあ

れば見捨てられた孤児のような感

りますが）にはマグネシウムが存在していますが、その交差点であるマグネシウムには「家族内での自分の場所を探す」というテーマがあると考えました。

サンカランは、ショルテンのアイデアから発展させ（横列をシリーズ、縦列をコラムとした）、周期律表のマグネシウムは、横3列目（アイデンティティの列と呼び、テーマは他人に依存しているが自他の区別ははっきりできていないなど）と縦2列目（第2コラムと呼び、アイデンティティを確立させる過程の最初のステップであるため、支援や指導を必要としているテーマ）から「自分自身のアイデンティティへの最初の混乱で指導を必要としているため、支援がなけ

じ」というテーマを見出しました。マテリア・メディカの中でも、マグ・ムール（塩化マグネシウム）やマグ・カーブ（炭酸マグネシウム）は、家族の対立（両親の離婚の危機など）にさらされた子ども達の不調に適応のあるレメディとして有名です。

その他、現代に活躍するM・マンジァラヴォリ（27ページ参照）も、多くのレメディをグループ化し、そのテーマを探る作業を彼の元に訪れるたくさんのホメオパスとともに行っています。同じくマグネシウムに似たファミリーを分類しており、「見捨てられた、喪失、成功しない、あきらめ、精神的な要因が痛みとして身体化されていることへの気づき、痙攣」といったテーマを見出しました。

マテリア・メディカを理解する手法

レメディをグループ化し、類似点を見つけ体系化することで、レメディの理解を助ける。

グループ化

1 キングダム（界）の概念 ……… 鉱物、植物、動物ごとのテーマの理解

2 1をさらに、サブグループに分け、レメディを分類 ……
- 鉱物…元素周期表による体系化など
- 植物…科ごとの分類など
- 動物…哺乳類・昆虫類などの分類など

Materia Medica

マテリア・メディカの種類

マテリア・メディカには、いくつかの種類が存在します。

ジェームス・タイラー・ケントの"Lectures on Homeopathic Materia medica"は今日でも信頼が高いと評され、最も利用されているマテリア・メディカのひとつでしょう。C・M・ボガーの"A Synoptic Key of the Materia Medica"、ウィリアム・ベリケの"New Manual of Homoeopathic Materia Medica"やS・ファタックの"A Concise Repertory of Homeopathic Remedies"は定評が高く、内容も濃厚です。

コンパクトにまとまっているのは、ロジャー・モリソンの"Desktop Guide to Keynotes and Confirmatory Symptoms"です。

ほかにも、経験豊かなホメオパスが、各々の経験をもとに、色々なテーマでまとめあげたマテリア・メディカがあります。

ラジャン・サンカランの"The Soul of Remedies（邦訳あり）"は、100種類のポリクレストのレメディについてのセンセーショナルな表現が、ジョージ・ヴィソルカスの"Essence of Materia Medica"に は、レメディのエッセンスがわかりやすくまとめられています。

これらは、現代で活躍するホメオパスの経験からまとめられたものでもあるので、実際の臨床におけ る多大なヒントとなります。

私自身も担当している患者さんのシミリマムをチェックするのに役立てたり、考察する際の参考書として活用しています。

問診の心構え
Casetaking

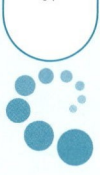

問診（ケーステイキング）とは

第一章でみてきたように、ホメオパシーの問診（ケーステイキングともいう）では、患者さんの症状や感覚、雰囲気など全体を把握する必要があるので、長い時には3時間に及ぶこともあります。主訴となる症状を伝えて、熱や心拍数、血圧を測るといった5分前後の一般的な診療に比べると、大変長く感じますが、ホメオパシーの問診においては、とにかく患者さんに表現してもらうことが大事です。患者さんの感覚や考え方、身振り手振りに、シミリマムを見つけるための情報が含まれていることが多いからです。

問診の内容やスタイルについては、ホメオパスによって変わってきます。

一般的なのは、患者さんに主訴から自由に話してもらい、ホメオパスがそれを書きとめながら、ところどころ確認をするというスタイルです。

現代では、患者さんの了承を得て、問診のビデオを撮るスタイルも主流になりつつあります。その場で詳細を筆記する作業が省略できるので、患者さんの話や表情、仕草に集中して注意を向けることが出来ます。

熱心に耳を傾けているホメオパスに接することは、患者さんにも安心感が生まれるようで、ホメオパシーへの信頼も深まるということを日ごろ感じます。

また、ビデオでの記録は、問診を検討する際や症例検討に大変役立つ貴重な情報を含んでいるため、今後はこのスタイルが主流になっていくでしょう。ただし、基本的に患者さんとホメオパスの問診内容には守秘義務があり、第三者が問診の内容を書面やビデオで見る際には、必ず患者さんの許可が必要です。

Casetaking

問診のスタイル

私の臨床での問診をモデルにして、問診スタイルをご紹介します。

今現在は、患者さんの既往症を把握するタイムライン（下段参照）も参考にして、主訴を中心に患者さんにひと通りしゃべってもらうスタイルを取り入れています。その際は、患者さんの話をできる限りさえぎらずに、言葉どおりを記述します。例えば、一般的な理解からだけでは「偏頭痛」だとしても、患者さんが、「右側から小さなハンマーでずっと叩かれているような感覚がする」といえば、その通りに受け止めます。単なる頭痛だとしても、患者さんにとっては、右側にピリッと電気が走るような感じがする、左側だけに鉛を乗せられたような鈍痛があるといった何かしらの感覚と結びついていることが多くあるものです。そして、ホメオパシーではその感覚が、シミリマムを探す際の貴重な情報になり得ます。特に、患者さんが自発的に表現し、それが特徴のある症状の場合、重要な主症状である可能性が高くなります。

自発的に話してくださる場合は、問診を始めてから5分くらいで、患者さんのシミリマムがわかるケースもあります。こういうことは稀ですが、御自身の感覚と不調が直接に強く結びついているため、その感覚があるレメディの特徴的な症状と一致すれば、30分程度で問診が終わるときもあります。実際には多くの場合、問診には

タイムライン

患者さんの過去から現在に至るまでの履歴を確認する。例えば、高校生の時に生理痛がひどく多量の鎮痛剤を用いた、大学生の時にアレルギー症状が出て、社会人になった直後から喘息になった、27歳のときに婚約者との結婚が破談になり深い悲しみを味わった、というように、患者さんの過去の歴史を把握するために用いる。また、治療が「治癒の法則」に沿って改善に向かっているかどうかの指針としても用いることができる。

時間がかかります。貴重な問診時間の中で効率よく処方を決定していくために、ホメオパシー専用のソフトウェア（下段参照）を積極的に活用することもあります。患者さんの症状をキーワードにして検索し、該当するレメディを調べる辞書として使うソフトウェアです。レメディが絞られてきたら、本当にそれがシミリマムなのか、という確認作業に入ります。誘導尋問にならないように配慮しながら、該当するレメディの特徴に合致するか質問していくのです。例えばカルク・カーブがシミリマムだと見当をつけた場合、「暗闇、幽霊など怖いと感じるものはありますか？」というような具体的意味を示唆した狭義的な質問ではなく、「何かに対し恐怖心はありますか？」というように患者さんが自由に答えられるような開けた質問をします。そして、時間が許す限りは、シミリマムが確認できるまで、質問や確認をするというのが、問診のスタイルになります。

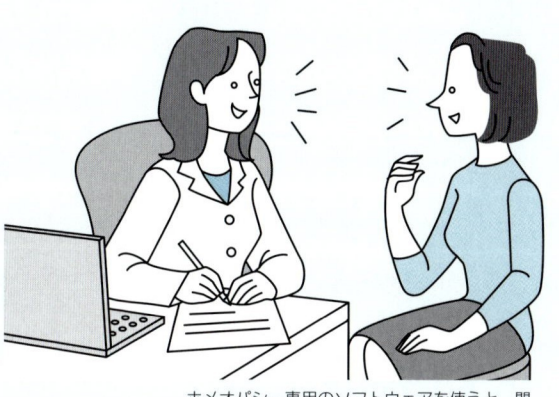

ホメオパシー専用のソフトウェアを使うと、問診しながら、効率よく処方の決定ができる。

ホメオパシー専用のソフトウェア

コンピューター技術の発展とともに開発され、いくつかのソフトウェアが出ている。症状別に分類されたレパートリーのデータや、マテリア・メディカのデータがデータベース化されている。

以下の3つのプログラムは、現在、英語版が主流になるが、海外の広い範囲で現役のホメオパスや学生に活用されている。

・RADAR & Encyclopedia Homeopathica
・MacRepertory & ReferenceWorks
・CARA/ISIS

Casetaking

現在の問診スタイルに至るまで

振り返ってみると、私もホメオパシーの問診では、色々なスタイルを実践してきました。ホメオパシーの診療を始めた当初から現在に至るまで、問診のスタイルは違ってきても、患者さんのシミリマムを見つけていくという目的は変わりありません。スタイルが変わるのは、現役で活躍しているホメオパスの講義を学ぶたびに、いいと思ったものは積極的に取り入れたり、慣れてきたために必要がなくなったと思う内容は削ったりと試行錯誤しながら取り組んできたからです。そういう意味では、今のスタイルも、あと何年か後には変

化しているかもしれないことを、ご理解いただければ幸いです。患者さんのハンドジェスチャーや、患者さんから受ける印象を注意深く観察していくと、おのずとシミリマムが見えてきます、患者さんの全体像を表現していることがあるとわかってきたからです。

質のよい問診とは

ホメオパシーにおける「質のよい問診」とは、ホメオパスからの質問が極力少ないこと、といわれています。患者さんが自分の思いを自由に話すことができる、開かれた質問から得られた自発的な回答以外は、レメディ選びのヒントになる可能性は低くなり、シミリマムに程遠い情報となる可能性があります。今は、患者さんの嗜好やライフスタイルといった細かいことよりも、話をうかがいながら、全ての感覚を使って問診に臨んで

ホメオパシーの臨床を始めたばかりの頃は、レメディを決める際の情報に聞き漏らしがあったときに備え、聞いておきたい質問事項を問診表にあらかじめ詳細に記入してもらっていました。例えば、食生活に関する質問は、甘い物、ご飯、卵、果物などの好き嫌いがリストになっています。もちろんこの問診表も役立ちますが、聞く内容が細かすぎる分、余分な情報も含まれますし、御本人にあらかじめ理論的に考えてもらうので自由な表現が断たれてしまうこともあります。

しかし、ホメオパシーの医療概念に馴染みがないの場合や自分のことをあまり話したがらない患者さんの場合、または、周囲に気を遣うあまり自分を抑圧（代償、マスク）して環境に適応してきた結果、本来個性として出てくる自由な感覚や表現が断たれてしまっている場合などは、ホメオパスから積極的な質問を行わないと、患者さんの全体を把握できない場合もあります。

現在は、患者さんに自発的に話してもらうために、患者さんの持っている本来の表現を引き出すテクニックも色々と学んでいます。患者さん独自の深い感覚に結びついていることの多い内容、例えば睡眠時に見る夢や繰返し出てくる夢、趣味、仕事に対する心構え、

患者さん本人の意思ではどうにもならない内容が含まれているため、患者さんのバイタルフォースからの直接的な訴えが表現されている可能性も高く、私たちホメオパスにとっても、全体像を深いレベルから理解する助けになります。

例えば、「夢で蛇を見る」ことが多い患者さんの場合、「爬虫類全般が苦手だから嫌いなのだ」と頭で考える理論的な内容ではなく、

これらの内容について自由に話していただいています。潜在意識と結びついている質問は、患者さん発的に話が出てこない患者さんの場合は、主訴をうかがった後に、レメディを引き出してあげるのかという感覚、どう感じるのかという感覚、どう感じるかという感覚、どう感じるかという感覚、レメディを選ぶ上でも大事です。

子ども時代の自分自身、さらには恐怖心や不安感をどういうときに感じるか、といったことは潜在意識とも繋がっている領域です。自発的に話が出てこない患者さんの場合は、主訴をうかがった後に、「あの滑り感が何ともいえず、背中がぞっとするような感覚をひきおこし、締めつけられそうな不安に襲われます」というように、どう感じるのかという感覚、レメディを引き出してあげることが、レメディを選ぶ上でも大事です。

主訴とモダリティ

問診では、まず患者さんの主訴をうかがいますが、その主訴となる症状が悪化する条件や好転する条件があれば、それについても詳しく聴いていきます。この症状の悪化や好転の際の条件は、モダリティ（様相）と呼ばれています。モダリティによって主訴は頭痛でも、患者さんによって、「横になるとよくなる」、または「冷湿布で改善される」、

Casetaking

第二章 ホメオパシーの実際

「午前2〜4時の間に悪化する」といった独特のパターンがあります。これらのモダリティは、レメディを見分けるときの特徴として、マテリア・メディカに記載されており、シミリマムを見つけ出す際の重要な情報となります。

体調が悪くなると、自分の体をいたわるために神経質になっていることが多いので、往々にしてどういう条件で体調が変化するかを感覚で覚えているものですが、覚えていない場合は、ホメオパスから、患者さんの主訴がどのようなときに、改善されたり悪くなったりするのかを質問します。「そういえば、横になると楽になります」という感覚を思い出せれば、モダリティとして記録しますが、これも自主的な発言ではない場合には、ホメオパスが誘導した結果として同意した可能性もあるので、注意が必要です。

質のよい問診

● 質のよい問診とは？

ホメオパスからの質問が極力少ないこと

・・・ 患者さんが自発的に話した内容以外は、レメディ選びのヒントになりにくく、シミリマムにたどり着きにくくなる。

↓

患者さんに、自発的に話してもらうためのテクニックが必要

夢・仕事に対する心構え・子ども時代のこと・恐怖心・不安感

・・・ 理論的に話してもらうのではなく、感覚を引き出すような質問をなげかける。

主訴 ・・・ 主訴そのものの把握だけでなく、主訴についてのモダリティ（症状が好転する条件・悪化する条件）も重要な情報となる。

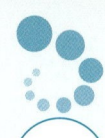

ケースの分析と処方

Analysis and prescription of the case

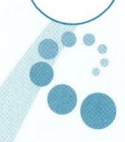

ケースの分析

ケース分析の目的は、患者さんの症状にぴったり合うレメディ、つまりシミリマムを見つけ出すことです。患者さんから得られた貴重な情報と全体像を把握した問診内容に基づき、さまざまな視点からシミリマムを分析・検討していきます。例えば、患者さんのシミリマムがカルク・カーブ（炭酸カルシウム）というレメディの可能性がでてきたなら、そのレメディと患者さんの症状を徹底的に比較し、処方する根拠が必要です。納得のいくレメディにたどり着くための分析方法は、レパートリーを使って症状を調べる他に、患者さんの以下の点に着目します。

(1) 原因となる感受性

患者さんの主訴となった原因が、何に影響を受けているかが明確であれば、それに関連したレメディを考えます。「〜して以来よくない」という言葉で表現されるようないけれど、原因がはっきりしている場合です。例えば、恐怖心（感受性）が問題なら、その問題を引き起こした過去の出来事や事故にさかのぼり、その出来事をきっかけに、どのような変化があったのか、または、どのように感じたのかを考

(2) 中心となる症状

患者さんの問題となる症状がひとつに限定される場合は、その症状をケースの中心として考えます。「私の問題はこれなのです」というように、訴えが際立っているケースです。例えば、他には問題ないけれど、「横になると必ず詰まる鼻炎」などの局所的かつ特徴のある症状や、精神的な例では「ナイフを見ると自分を傷つけたくなる衝動」や「気にかけてほしい人の前で自殺を主張するが、自殺する気持ちは毛頭ない」などというように、訴えが際立っている

場合です。このような場合でも、それを症状の中心としてレメディを考察します。

ある症例では、患者さんは「ハンマーで叩かれるような頭痛」を中心に訴えていたのですが、頭痛が起こる前に両親の離婚があり、父親と別離してしまった悲しみが背景にあることが判明しました。体の局所的な症状が、実際には精神的な深いストレスと結びついていることもあります。

(3) 奇妙で特殊な症状

患者さん独特の、奇妙・稀・特殊な症状（S.R.P [STRANGE RARE PECULIAR] 110ページ参照）は、特殊な分対応するレメディも少なくなるので、レメディを絞り込むことができます。

(4) 症状の全体像

患者さんの症状がいくつか集まってくると、その症例の全体的なテーマが見えてきます。そのテーマとレメディの持っている症状の全体像を照らし合わせるのです。症状が3〜4つと挙げられ、そこから浮かび上がってくる全体像が明らかになればなるほど、特定のレメディを示唆する可能性は高くなります。

(5) その他の参考（家族歴・既往歴）

家族歴では、両親や血縁のある親族の健康状態（糖尿・ガンなど）のみならず、患者さんの出生時や生まれるまでの両親の健康やライフスタイル（食事、病歴など）を考慮します。マヤズムとも関連する内容ですが、これをメインにする方法が存在することは、ホ

既往歴は、その人が過去にどのような病気にかかったか、そしてどのような治療を受けたかを把握することで、患者さんの健康状態を知ることができます。これは、ポテンシーの選択や予後の判断に役立てます。

シミリマムを選ぶ成功率をあげるためには、シミリマムであるという根拠を確定させることが大事なので、現代では、ケースティキングの技法や、レメディのグループ分析などの患者さんの症状像を的確に理解するためのテクニックが、世界レベルで改善されています。シミリマムを探すためのさまざまな方法が存在することは、ホ

メオパスにとっても患者さんにとっても好ましいことです。
シミリマムを見つけるためには、レメディそのものの原材料になっている素材の特性や特徴、性質、固さ、色、さらに毒性の知識なども参考にします。それら全てをレメディとして把握し、患者さんの全体像と比較しながら、慎重にシミリマムを決定していきます。

◯処方の選択

ケースを十分に理解したら、いよいよ処方するレメディの選択を行います。患者さんの全体像、そして中心となるテーマをつかむことができていれば、シミリマムの選択が容易になります。レメディを選ぶにあたって、最も気をつけなければいけないことは、決定的なシミリマムが見つかるまで、決して先入観でレメディを決めつけないということです。
ホメオパスの多くは問診が終わりに近づく頃には、レメディを選別するために比較検討の確認を行います。そのレメディであるという決定的な根拠の確認が得られなければ、レメディを確定することができないからです。どんな方法でシミリマムを探すにしても、患者さんの性格（キャラクター）のみに注目してレメディを選ぶことはしません。あくまでも、患者さんの持っている症状をきちんと合っていることを根拠にしてレメディを選びます。
もしも、問診の最中に根拠のあるシミリマムが決まらなかった場合は、その後1〜3日かけて、じっくりとレメディを探すこともあります。中には、問診が終わって7日以内に処方の決定をお知らせする方針のホメオパスもいます。

◯処方の決定

レメディのテーマと患者さんの訴えるテーマを重ねて処方を決定する場合は少なくありません。
肘の痛みを主訴として来院した患者さんの例を紹介しましょう。
その患者さんの場合、「10年前に不調が始まった」と語ってくれました。10年前に起こったある出来事に強い怒りを感じ、体が全体的に凍みた感覚がしたそうです。
お話をうかがっていくと、そのときの怒りが体にこもってしまった

Analysis and prescription of the case

ことが判明しました。そこで、「怒りを内に抑えこむ」というテーマを持つレメディ、スタフィサグリア（ヒエンソウ）を摂ってもらったところ、数カ月前に発症し何をやっても治らなかった肘の痛みと、10年来続いていたイライラが消えました。患者さんのテーマと同じテーマを持つレメディを見つける方法も、シミリマムを探す有効な手段であることがわかります。

処方が明確でない場合

ホメオパシーの難しさでもありますが、全てのケースで決定的な処方（レメディ）が見つかるわけではありません。症状の全体像、もしくは中心となる症状が不明瞭

な場合には、「似たような（最も似ているものでなく、かなり似ているという意味）」レメディを処方せざるを得ない場合もあります。可能な限りレメディを投与しないで待つケースもあれば、自分よりも臨床経験と実力が上回る別のホメオパスに診断と処方を委託することもあります。

私の場合、漢方やハーブ、フラワーエッセンスなどのその他の療法を使って体質改善を繰り返す場合もありますし、信頼できる経験豊かなホメオパスに患者さんを委託する場合もあります。いずれにしても、適切なレメディが見つからなければ、「類似の法則」に従い、曖昧に理由なくレメディを投与すべきではありません。

また、処方が明確でない理由のひとつに、ホメオパスがシミリマムを見つけ出せないこともあります。これについては、患者さんの情報が完全ではない、ホメオパスの力量不足、既にたくさんの薬を飲んでいて症状が明確に現れないなど、いくつかの可能性が考えら

病気の衣が幾層にも重なっている患者さんには、各層でレメディが必要です。そのため、完治するには時間がかかります。各層に対応するレメディを1種類ずつ処方するので、最終的には何種類ものレメディが必要になってくるケースもあります。

> **サンプルケース**
>
> 急性におけるわかりやすいケースで、ホメオパシーにおける「症例の分析」と「処方の選択」を紹介します。

急性のケース　風邪

患者さんの主な訴え
昨日からの喉の痛みと咳

患者さんのお話
一昨日に遊園地へ行きました。とても天気がよく気持ちのよい日だったのですが、風が強くて寒かったのに、人気のあるアトラクションに乗るため行列に並び、体が冷えたせいか、夜に帰宅した頃から急に調子が悪くなり、風邪を引いてしまいました。

喉の痛みからはじまり、高熱（38度）が夜中の1時頃にでました。不安でした。でも汗をかけたせいか、朝には熱もさがってきていて、37度くらいまでになっていたので、昨日は無理をせずに、家にいました。

おとなしくしていましたが、喉の痛みと一緒に咳もではじめたので、医者に行って風邪薬をもらいました。お薬は飲んでいるのですが、あまりよくなった感じがしないのです。喉の痛みは消炎剤が効いているときは少し和らぎますが、時間がたってくるとまたでてきます。咳は乾いた咳で、喉からでてくるような感じです。

一昨日も昨日も、真夜中になると調子が悪くなり、不安で仕方なくなります。

普段は健康で病気知らずなのですが、風邪を引くと心配になり、ひどい時は、死んでしまうのではないかという考えが、ふと心をよぎります。

また、母から聞いた話ですが、小さいとき、階段から落ちて、流血するような怪我をしたことがあったそうです。全く記憶にないのですが、ほんのわずかな時間意識がなかったようで、母は『私が死んでしまうのではないか』と心配したほどの怪我をしたことがあると聞いたことがあります。

Analysis and prescription of the case

では、早速このサンプルケースを分析し、主な症状を挙げ、レパートリーの中のルブリックを一覧に挙げていきます。

- **喉**：痛み；強く、冷たい風にあたった後；急に身体が冷えた後

- **発熱**：高熱；夜中に悪化

- **咳**：喉の痛みと一緒；喉から出てくるよう；乾いた咳

- **精神**：不安；真夜中に悪化

- **精神**：心配；風邪を引いたとき

その他には下記の症状があります。

- 記憶にはないが小さい頃流血するような怪我で、軽い意識喪失があった

このように、患者さんのお話をもとにして症状を分類していき、それに適応するレメディを調べます。

このケースについて、ホメオパシーをある程度ご存じの方なら、この時点でいくつかのレメディが浮かび上がってくることと思いますが、それでもレメディをひとつに絞り込み、根拠を明確にする作業を怠ってはいけません。

レパートリーを引いてみるとこれらの症状に複数あてはまるレメディを絞ることができます。

このケースでは、アコナイト（西洋トリカブト）とベラドナ（イヌホウズキ）が複数の症状をカバーしているので、シミリマムの可能性の高いレメディとして考えられます。

次に、中心となる症状を探っていきます。主訴は「喉の痛みと咳」ですが、その他にも熱や、精神的な不安が挙げられています。さらに、突然の急性症状なので、中心となる症状がはっきりとしているわけではなさそうです。

では、3つ目の奇妙で特殊な症状について考えてみましょう。

このケースの場合、特に、患者さん独特の奇妙な症状は何でしょうか？

第一に原因となる感受性ですが、この患者さんの場合、「喉の痛みと咳」が主訴であり、その原因は寒風にさらされて冷えたために突然症状が出たことが明確です。そして、外気の冷たい風にあたって突然症状を出すのは、ベラドナよりはアコナイトの持っている症状に似ているようです。

双方のレメディともに、突然の高熱、夜中に悪化、乾いた咳、風邪を引いたときに心配が強くなるといった似かよった症状を持っています。

では、どのようにして、どちらのレメディがこの患者さんのシミリマムであるという根拠を見つけ出せばいいでしょうか？ ケース分析で紹介した方法で順を追ってレメディの根拠を探ってみましょう。

この患者さんの場合、風邪を引いたときは誰しもが心身ともに衰弱し、不安や心細さが出てくるものですが、この患者さんは「死んでしまうのではないか」と思うほどの強い不安を感じています。また、自分が死に近い体験をした事実を、母親の話を通

ベラドナも似たような症状を持っているのですが、突然の発症の原因がはっきりしていること、死への恐怖が強いこと、そしてベラドナが持つ特有の赤みやズキズキする痛みはないことから、この急性のケースにおけるレメディの選択は、アコナイトとなります。

ただ、これはわかりやすく分析するためのサンプルケースであり、実際の分析と処方の選択の作業は、このようにうまくいかない場合もあり、難しく複雑です。

特に、患者さんを治癒へ導く方向を決めるレメディを選別する工程は、慎重に行う重要な作業です。ベテランのホメオパスは経験が豊富な分、時間が短縮できる利点はありますが、生きている人間を対象に診ているわけですから、同じ症例は二度とこの世に存在しないことを肝に銘じて、ひとり一人の症例を丁寧に分析し、処方を決定していきます。

して知っており、その話を思い出しています。

これらの要素から、「死」に対する恐怖があり、しかもその不安が突然に現れるのは、特有の特徴とも言える症状と考えることができます。死への恐怖心に関する特徴でもあり、ベラドナより高いことがわかります。

そして、最後に全体像から見ていきます。

このケースでは、突然の発熱、強くて冷たい風にさらされたことによる発症、死への恐怖、真夜中の悪化といった特徴が見られます。全体像は、突然の症状、喉の激しい痛みや渇き、不安、真夜中の悪化、そして死への恐怖を持つアコナイトの全体像と似ています。

ケースの観察と評価
Observation and assessment of the case

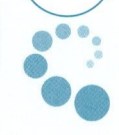

ケースの観察

1回目の処方が終わった後は、そのレメディが本当に患者さんを治癒に導くシミリマムかどうかの観察を続けます。これは、どの医療でも大事なことですが、ホメオパシーにおいても最も重要な作業のひとつです。というのは、処方したレメディがシミリマムではない場合、医療の一番の目的である「患者さんを治癒に導く」ことが難しくなるからです。レメディを投与した後の注意深い観察は、そのケースを評価する上で絶対に欠かせないことであり、治療の成功を左右します。

ケースの観察にあたっては、「治癒の法則」が評価の基準になります。「治癒の法則」に則った症状の変化はアグラベーションと呼ばれますが、そのような反応が起きない場合もあります。症状の悪化が何もなく、ただ改善されて「治癒する」というのが最も理想的な治癒のスタイルでもあります。例えば、「レメディを摂る前はすぐに疲れやすくて、何をするにも億劫だったのに、レメディを摂ってからは、体中の活力と精気が上がり、元気だったときと同じように積極的に物事に取り組めるようになった」ケースです。

レメディ摂取後にアグラベーションなく改善することは理想的ですが、一方、アグラベーションが明快に起きて改善している場合、症状を外に出すことができる体力を持つ、比較的健康な人であることも考慮に入れておきましょう。体力を消耗して衰弱している病人や、寝たきりのお年寄りのように、アグラベーションに耐える体力がない患者さんの場合、「治癒の法則」通りの反応が起きないことは多々あります。不明瞭な症状のために、適切なレメディおよびポテンシーを処方できないことは少なくありません。そのようなケースでは、アグラベーションの反応自

ケースの評価

ケースの評価は、シングル・メディスンでも触れたように、ホメオパスの客観的な観察の他に、患者さん自身の変化の報告ももちろん必要です。そして、それらの情報をもとに症状の変化を総合的にみていくと、一般的には、悪化・停滞・再発・改善（左図参照）があります。

一時的な強いアグラベーションが起きた場合には、患者さん自身が感じる感覚も、治癒の法則同様に重視します。本人の気分が良くなっている、楽観的になれた、というポジティブな感情がみられる場合、症状は改善に向かっていることが多いです。患者さんの心身が治癒に向かう準備が整ってきていると考えられています。アグラベーションには、皮膚症状や痛み、だるさや眠気、古い症状のぶり返しというように、人によってさま体が患者さんの生命を脅かす危険も考えられるので、ベテランのホメオパスの注意深い観察と、適切な治療を即座に施せる医療環境が必要です。

シングル・メディスンの問診の流れ

1回目の問診
1回目のレメディを選択（1種類）

↓

2回目の問診
その後の処方を決める

1. 症状は改善されず悪化…待つ／他の治療法の検討／他のレメディの処方／アンチドートの検討

2. 過去の症状が再発…待つ（治癒の法則に従って判断）

3. 症状に変化はなく停滞…待つ／ポテンシーの再選択／製薬会社の変更も検討し同じレメディを再投与 ※

4. 順調な経過だが再発…同じレメディの再投与／ポテンシーの再調整

5. 順調な経過…待つ（再発や症状の変化がないか観察を続ける）

6. 症状は消え治癒…治療は終了（以後は再発していないか観察を続ける）

※シミリマムであると確信できるケースでは製薬会社の変更が必要な場合もある。ホメオパシーが定着している国で製造されたレメディほど信頼性は高い。

ざまな反応パターンがあります。他人の目には相当悪化しているように映ることすらありますが、治癒の行程で起こる悪化であれば、時間が経てば自然に癒され症状は消えていきます。

逆に、本人の気分の改善もなく、症状が単に悪化している場合、病状は進行している可能性があります。また、患者さんが全く持っていなかった不快な症状が現れたならば、レメディのプルービングである可能性も考慮します。このように、患者さんにとって好ましくない状態が続く場合、前回のレメディが間違っているということもあり、場合によっては、他のレメディで中和し、その悪化している症状を消すこともあります。あまりに症状がひどい場合は、その症状を改善する他の治療が必要なケースもあります。

ホメオパシーでは、問診の度にレメディを処方するとは限りません。何故なら、レメディの処方を必要とする症状が出ていなければレメディを投与する意味がないからです。再診で、不快な症状が出ることなく順調な経過であるなら、レメディの再投与はせず、そのまま見守ります。症状が停滞または悪化している場合でも、患者さんの諸症状が、「治癒の法則」に沿っているならば、再投与する必要はありません。必要なのはレメディを追跡して評価していくことです。

また、シミリマムであると確信できるレメディを処方したにもかかわらず、全く症状が変化しないこのケースの評価にあたっては、

場合には、ポテンシーを変えたり、レメディの製薬会社の変更を検討することもあります。繊細なホメオパシーのレメディは、製造過程や流通経路により作用が干渉されてしまう可能性も考えられるからです。ホメオパシーがきちんと政府に認められ、定着している国の製薬会社のほうが、レメディの信頼性は高いようです。一度でもレメディの効果がないと噂がたてば、瞬く間に経営に打撃を受けるので、製薬会社側も細心の注意を払っています。

治癒を妨げるもの

前述以外にも、レメディの効果が確認できないケースはあります。

第二章 ホメオパシーの実際

レメディの治癒を妨げるものが何かを考えます。患者さんを総合的にとらえ、根拠に基づいて出したレメディであれば、必ずバイタルフォースに働きかけ、何かしらの生体の反応がみられるはずです。その反応が全くないとすれば、レメディの効果を妨げる原因があると考えます。特に考えられるのは、現代西洋医療の薬やホメオパシーのレメディの過剰摂取、刺激の強いスパイスやハーブやコーヒーなどの食品による影響、樟脳のような強い香料に大量にさらされること、度を超える量のタバコやお酒といった嗜好品です。

鎮痛や鎮静、抗炎症作用などの効果をもつ現代西洋医療の薬をたくさん摂っている場合、その人が本来持っている生体の表現を押さえ込んでいることがあります。そのため、本来の症状が出てくるまでには時間がかかります。ホメオパシーでは、症状はバイタルフォースがバランスを保つために表すサインと考えるので、現代医薬品による症状の抑制は、ホメオパシーの意に反していることがあります。現代西洋医療の治療に長くかかっている人が、ホメオパシーで改善するには、一般的に時間がかかるようです。

現代西洋医療とホメオパシーの併用については、前述のとおり、好ましくない場合も少なくありません。しかし、注意したいのは、どんな薬であれ、素人判断で勝手に中断しないことです。薬によっては、命に関わる深刻な事態に陥ることもあります。また、症状が深

刻なケースでは、現代西洋医療の薬も積極的に取り入れざるをえません。かゆみで夜も眠れない湿疹の場合、少量のステロイドを使って睡眠が確保できるのなら、併用することで生活の質が改善します。そのことで、レメディの効果もあがり、ステロイドから完全に離脱することも可能です。

情報の過多も治癒を妨げる原因のひとつです。近年ではインターネットに代表されるように、誰もが世界中の情報に気軽にアクセスできる時代です。生活の上では便利であるこの情報の自由も、多過ぎれば患者さんの精神に混乱と不安を招きます。

また、その人らしさや個性を抑圧するようなスピリチュアルな啓蒙や宗教による規律は、本来の自

達は、おそらく、その患者さんの一部分だけをみて診断を下したのでしょう。苦痛をともなった人の全体を診ていくことをホメオパシーでは重要視します。

最後になりますが、治癒を妨げる重要な原因に、レメディの作用を十分に待たないで次の処方を行うということがあります。

ホメオパシーでは、そのレメディの作用を知るために、十分に待つ必要があります。症状の変化を確実に評価することなくレメディを連続投与してしまえば、せっかく自然治癒力が稼動していても、レメディ自体がその力を妨げ、治癒を遅らせる原因になってしまうことすらあるのです。

ても慢性病の治療がうまくいかないというお金持ちの患者さんにみえることができます。医師は、それぞれの経験と専門分野の見地から診療を行っているので、医師によっても見解が違うことは往々にしてあります。ある医師には食事が偏っているといわれ、他の医師には運動が足りないといわれ、又違う医師にはミネラルバランスが悪いといわれ、それぞれ薬も処方されます。しかし、すぐに治癒の反応が見られないことに苛立ちを覚え、医師を次々に変えてしまい待つことができなければ、治療がうまくいったかどうかを評価することすらできません。そして、結局はどの医師を信用していいのかわからなくなり、慢性病は進行し、治癒が妨げられていきます。名医

が、「こうしなくてはいけないのだ」という道徳的な規律は、多かれ少なかれ無意識に心身のストレスを生じさせます。そして、そのような義務感の背景に本人の意志も隠され、やがてバイタルフォースの乱れとなって症状を表に現してしまうのです。

情報過多が害になる例では、時折、たくさんの名医に診てもらっ

分の姿を隠してしまい、その抑圧自体が症状として現れることさえあります。例えば、厳格な家庭で育てられた人々が、自分の楽しみを犠牲にしてでも禁欲的に生きることが正しいと思い込み、自分の内なる欲求を全て我慢してしまうパターンはよく見られます。本人が、それを自らの意志で理解し行動していれば問題はありません

慢性のケース

サンプルケース

慢性病のケースです。約1年にわたる問診で、どのような分析と処方の選択をしたのか、その過程を具体的に紹介します。

- **症例** 田中礼子（仮名、35歳、女性、会社員）
- **主訴** 月経1週間前に強くなる落ち込み
- **現代西洋医学的診断** 神経症、頭痛症、アレルギー性鼻炎、月経前症候群
- **既往歴・家族歴** 特に無い

2001年4月15日　問診時間30分
　職場での人間関係からくるストレスが強くなり、一時休職したが、3月に復職。何もかも嫌になり、特に月経前には落ち込みがピークに達する。職場のことが頭から離れないと、夜中2時以降に動悸で目覚めて眠れなくことがある。脈打つような頭痛が片側に起こることがある。アレルギー性鼻炎があり、水様性鼻汁とクシャミが頻繁に起こる。ナト・ムールを処方した。

2001年4月30日　問診時間20分
　体調が少し改善し、気分が明るくなる。月経前の落ち込みが軽くなり、睡眠が深くなってきている。鼻の調子はよい。現在一番気になることは、就眠中の動悸で起きてしまうこと。同処方を行う。

2001年6月25日　問診時間90分
　職場でのストレスが強く、以前に自分の上司だった人への嫌悪感がある。表裏のある上司と顔を合わせるだけで悲しくなる。自分にも他人にも完ぺきを要求してしまったために落ち込む。仕事面で、他人には指摘されないが、自分の中ではミスが多いと思う。他人の相談は受けても、自分の悩みは絶対に打ち明けない。人に哀れまれて慰められるなんて、自分にとっては最悪な状況。会社でのキャリアもあり社会経験も安定しているが、まだ足りないと思い、また何かにチャレンジする。将来は他人のために貢献して自分を満足させたい。運動や入浴が好きで、汗をかくと気分爽快になる。夏の強い日差しは苦手。朝の起床時がだるいが、長く睡眠をとると頭痛や凝りが悪化して調子が悪くなる。

問診後にレパートリゼーションを行った。
① MIND; SADNESS; menses; before（月経前の悲しみ、うつ気分）
② MIND; DISCONTENTED; himself, with（自分自身への不満感）
③ MIND; CONSOLATION; agg.（慰めで悪化）
④ GENERALITIES; PERSPIRATION; amel.; after（発汗後に改善）
⑤ SLEEP; SLEEPLESSNESS; midnight; after; two am; after（午前2時以降の不眠）

2001年7月1日、ニト・アックを処方。
2001年9月3日
　レメディ服用当初、余計イライラした感じがあったが数日後に落ち着いた。それ以来、落ち込むことがなく、以前より集中力が増す。8月の月経後から睡眠の質も改善。処方せずに経過観察。
2001年11月26日
　全般に体調がよく落ち着いている。たまにイライラはあるが、単発的で頻度も減る。月経前の不調も感じなくなっている。3カ月前まではレメディに頼る感覚が強かったが、今は、自分のエネルギーが強くなったと感じ、レメディに頼る感覚はない。同じ処方（ニト・アック）を行う。
2002年5月6日
　11月の再診以降も、体調全般はよく落ち着いていたが、4月上旬に月経前の落ち込みとイライラの軽いものが再発した。5月からストレスの対象と感じていた対人関係が復活する。睡眠は良好。頭痛はあるが、全般的には以前よりも落ち着いている。再びニト・アックを処方。以後、改善し、外来終了。

> **解説** 4月15日の問診では、月経前の体調悪化、頻繁に起こる拍動性の頭痛、水様性鼻炎という症状を全体像ととらえ、ナト・ムールを処方していますが、初回には精神面を含めたケースの全体が把握できていません。ナト・ムールの処方によって、2週間後の再診では一部の改善が認められていますが、全体の改善は認められなかったようです。6月の再診で、精神面も含めた全体が把握できており、レパートリーを活用して症状の全体像がつかめたので処方が決まり、ニト・アックの投与によってホメオパシーでトータリティと呼んでいる、全体のレベルでの改善が起きています。ニト・アックによって典型的なアグラベーションが起きていることも、シミリマムである根拠になります。ニト・アックの適応がある人は自己満足感が得られにくいことが不調の一因になる場合が少なくなく、このケースの中心とも一致しています。現代西洋医療的な診断でついたたくさんの病名も、ナト・ムールの処方を経て、ニト・アックで改善しています。

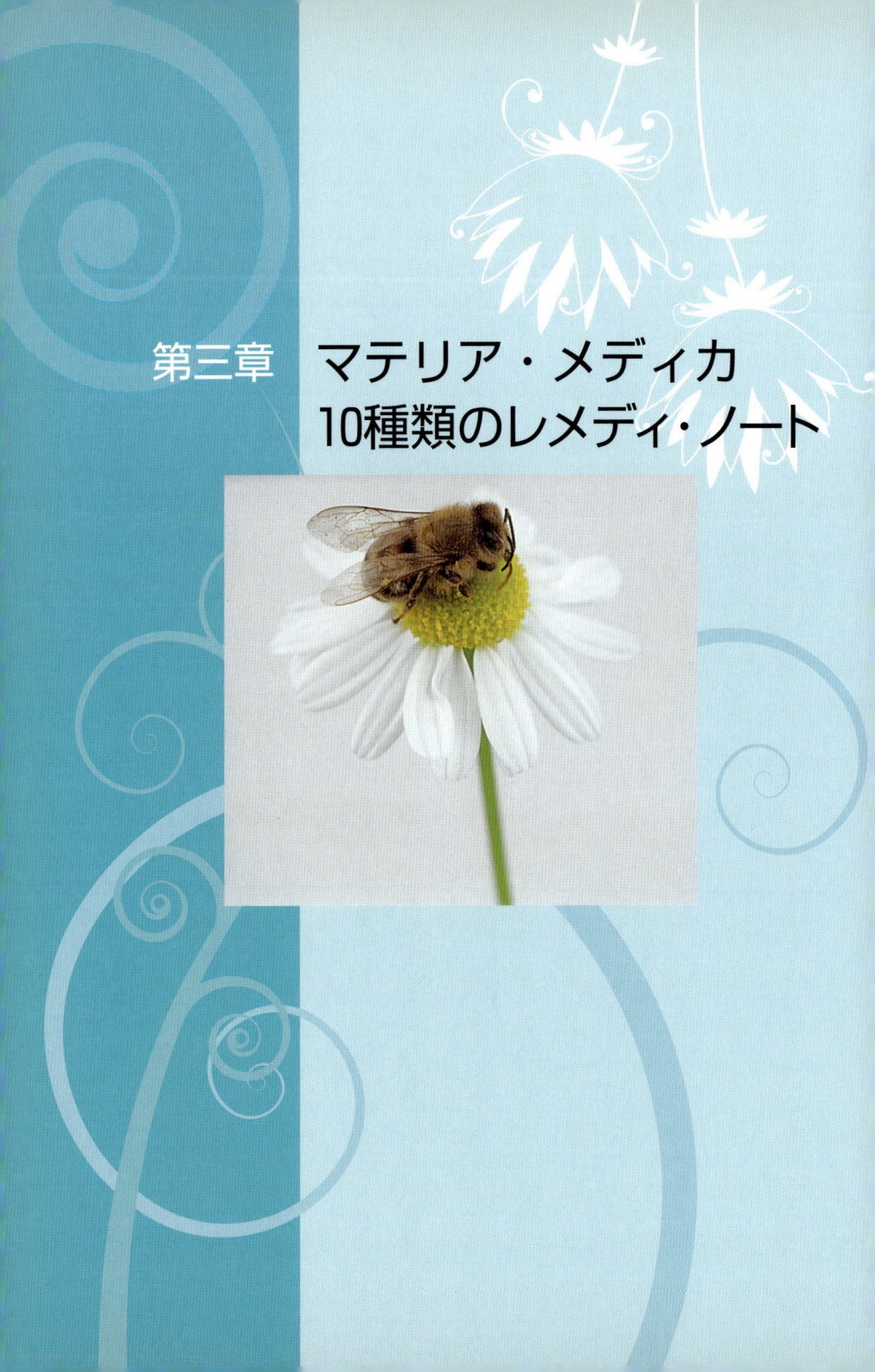

第三章　マテリア・メディカ
　　　　10種類のレメディ・ノート

REMEDIES・NOTE

マテリア・メディカ
レメディを理解するために

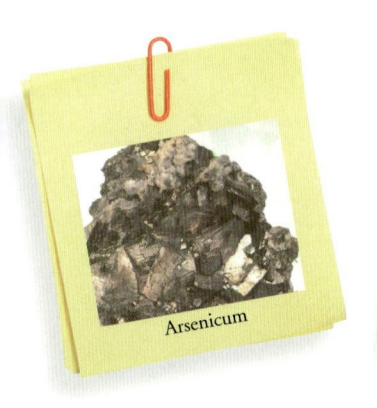

Arsenicum

Aconite

現在、ホメオパシーのレメディは3000種類以上あります。ホメオパシーを創始したのは、ご存じのとおりハーネマンですが、ハーネマン自身がプルービングを行って以来、専門家が処方を頻用しているレメディをポリクレスト（最も頻用されるレメディ群）と呼びます。その数は、約200種類といわれますので、ハーネマンの時代以降にも、多くのレメディが作られたことになります。

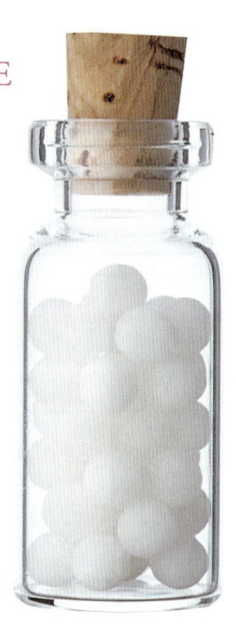

ハーネマンの手法を後継し発展させた偉人らによって、レメディのピクチャー（全体像）とその効用が明確になっているものが、現在も増加しています。レメディの数が増えた理由には、人間の抱える問題の多様化、プルービングの増加、ホメオパシーの問診の技術の向上、ホメオパシー医療の復興といった数々の原因が考えられるでしょう。

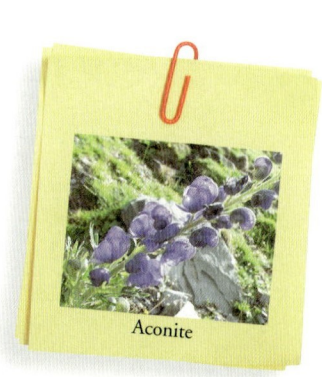

200年以上のホメオパシーの歴史の中で

Nux vomica

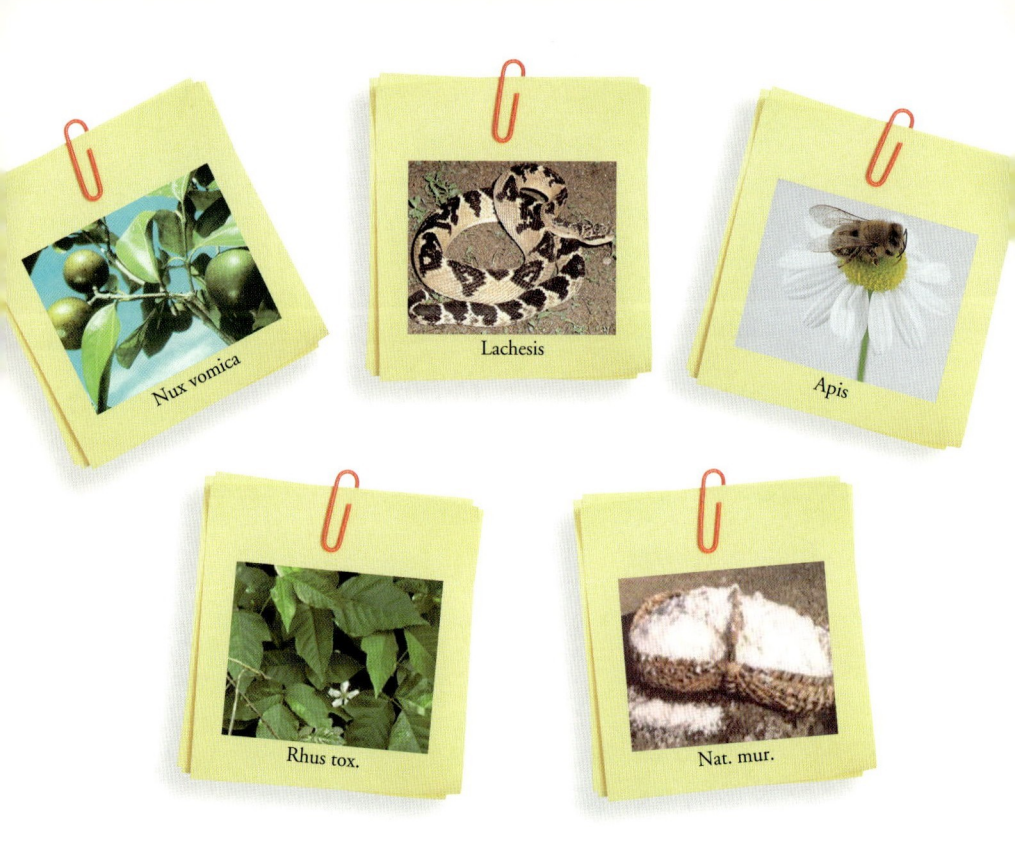

Lachesis

Apis

Rhus tox.

Nat. mur.

は、単にレメディの種類が増えただけではなく、多くの偉大なホメオパスによって、レメディの理解を深めるための数々の試みがなされてきました。世界中のホメオパシーの学校では、マテリア・メディカを深く理解するための講義がたくさん行われています。

「レメディの理解を深める一番の先生は患者さんだ」といわれ、私自身も実感する日々ですが、私自身のホメオパシーの臨床歴はまだ短く、問診とレメディの処方決定の技術も未熟です。しかし、日常の臨床のなかで頻用し、患者さんの健康の回復に、よい結果をもたらしてくれたレメディが多くあります。

この章では、私が日々の臨床の中で最も頻用してきたレメディ10種類を取り上げながら、レメディの理解を深めるための、偉大なホメオパスによる試みや私自身の臨床での経験をご紹介したいと思います。

Aconite
アコナイト（アコニット）

学名 *Aconitum napellus*

特徴 精神、神経、心臓、脳、関節などに親和性あり

レメディの原材料トリカブトの概要

アコナイトは、キンポウゲ科（Ranunculaceae）の植物で、ヨーロッパや中国、日本といった北半球に広く分布するトリカブト属の多年草植物です。日本でも毒殺事件で知られることとなった毒性をもち、春に鳥の頭、もしくは兜に似た花がつくことから、トリカブトといった一般名で呼ばれるようになりました。

トリカブトの自生する冷たく湿った山地では、突然冷たい乾燥した風が吹いてくるなか、フードをかぶったような花が不安げに揺れる姿を目にすることができます。アコナイトの毒性はアルカロイドの一種であるアコニチンで、レメディの原材料である洋種トリカブトでは、特に根にその毒性が強く含まれ、開花期の株全体を掘り起こして母液を作ります。アコナイトは、古代ローマ時代から、その性質が明らかにされており、あらゆる毒の中で最もまわりが早く、狩猟者が矢の先にこの汁をつけて狼を殺したといわれています。摂取して数時間以内に死に至るといった急激性があって、これがレメディの特徴にもなっています。

こういった毒性がありながら、日本や中国ではこの植物の塊根を附子（ぶし）と呼び、強心剤・鎮痛剤として使います。毒も使いようとは、まさしくこのことで、ホメオパシーでも毒を非常にうまく薬として活用しています。

アコナイトの全体像

アコナイトの特徴は、外からの強い恐れや脅かしに突然襲われ、また突然に消えることです。普段は健康な人でも、急に突然の強い症状が発症し、また急に去っていくという性質があります。

こうした突然に発症する性質が、感情面には強い恐れを生じさせ、

急激な変化と激しい恐怖
急性マヤズムの代表レメディ

「私は3時間後に必ず死ぬ」と予言させてしまうような場合もあります。心も体も非常に落ち着きがなくなり、現代医療でパニック発作と診断されてしまうような恐怖発作を引き起こすのです。こういったアコナイト状態は、以前に起こった恐ろしい体験が反映されている場合もあります。私の診た患者さんの一人に、風邪にかかると

急速な喉の痛みから激しい咳まで進展する感冒になる女性がいて、初期に起こる喉の痛みにアコナイトを処方すると著効する症例がありました。既往歴を辿ってみると、以前に母との関係の中で自分が死んでしまうのではないかといった激しい恐怖を覚えたという歴史があり、アコナイトが著効したのを

納得した経験があります。

コナイトは突発し急な激しい症状を引き起こします。原材料トリカブトの概要でも記したようなまるで高山でトリカブトの花が小さく揺れ動いているような、突然の乾燥した冷たい風といった天候の影響による感冒に処方されることがあります。喉の痛みの後に高熱がでたり、短く乾いた咳がでたりします。発熱中は激しい動悸を覚える場合も多く、真夜中近くに悪化する傾向があります。また、アコナイトは、出血に対して処方されることもあり、血の色は鮮紅色で、恐怖と痛みを伴うことが多いでしょう。全体的には、アコナイトの患者さんの傾向としては、強くて丈夫な人が多いですが、突発した激しい症状のために、強い恐怖を覚える場合が少なくありません。

急性マヤズムの代表レメディ アコナイト

ハーネマンが命名したホメオパシーの用語の中に「特定の影響への感受性を増す遺伝的傾向=マヤズム（115ページ参照）」がありますが、これは、ホメオパシーの臨床の中でも常に論争を呼んできたもののひとつです。

現代ホメオパシーの巨匠の一人であるインドのラジャン・サンカラン（27ページ参照）は、マヤズムを細分化する一方で、マヤズムとは、「ストレスに対処しようとするときのペースと絶望感の深さである」と現在定義しています。

急性マヤズムは「脅威はあまりにも大きく、激しく、突発し、生きるか死ぬかの問題になる。しかし、そのストレスが去ったり対処できたりしたときは問題ない」といったものです。ハーネマンの考えた遺伝的傾向から、より個人的な傾向であると発展させました。マヤズムは、今後も論争を呼びながら、ホメオパシー医学の発展に貢献していくことでしょう。

急性マヤズムに属するといわれるレメディには、アコナイト以外に、アーニカ（別冊6ページ）、ベラドナ（別冊7ページ）、カレンデュラ（別冊9ページ）、ハイペリカム（別冊17ページ）、ヴェラトルム・アルブム（別冊28ページ）といった炎症初期や怪我のファーストエイドでよく処方されるレメディ群が挙げられます。

キンポウゲ科の共通事項と共通感覚

アコナイトの属するキンポウゲ科は、世界中に広く分布しています。園芸用として、多くの品種が作り出される一方で、アルカロイドを含む有毒植物が多いのも特徴で、医薬品としても用いられるものも多数あります。

ホメオパシーでも、レメディ化されているものは多く、ヘレボルス、ラヌンクルス、プルサティラ（別冊23ページ）、シミシフガ、スタフィサグリア（別冊26ページ）、クレマチスなどがあり、処方も多くあります。

ラジャン・サンカランが提唱する、キンポウゲ科に共通する感覚としては、過敏な感じやすさ、ぐさりと刺すような感覚、針で縫うような感覚、感電の感覚があり、感情的には、悲嘆、屈辱、腹立ち、興奮しやすさなどの傾向があります。アコナイトでは、これを、生命を直接脅かす大きな危険と感じ、パニックに陥り、本能的に逃げようとします。

同じキンポウゲ科に属する他のレメディであるプルサティラでは、いらだたしく腹立たしさを引き起こすような状況をできるだけ避けようとします。シミシフガでは、このようないらだたしい状況にとらわれて圧迫されているように感じます。スタフィサグリアでは、こういった屈辱や腹立たしさを感じる状況を完全にコントロールしようと努力します。クレマチスでは、こういった屈辱や怒りのために自身が滅ぼされていくように感じます。このように、同じ科に属するレメディは似たような感覚を持っていますが、その感覚を持ち続ける状況の中での絶望の強さと深さといった違いがあり、処方が鑑別されていきます。

臨床上で適応となりうる病理・疾患群

胃炎　咽頭炎　インフルエンザ　肝炎　感冒　顔面神経痛　狭心症　クループ（偽膜性喉頭炎）　怪我と外傷　結膜炎　睾丸炎　喉頭炎　子宮出血　歯痛　羞明（まぶしがり症）　出産　ショック　心筋梗塞　神経痛　頭痛　中耳炎　尿鬱滞　脳挫傷　肺炎　パニック障害　不安障害　不整脈　ベル麻痺　扁桃炎　膀胱炎　めまい　リウマチなど

Arsenicum
アルセニクム
(アーセニカム・アルブム)

学名 *Arsenicum album*

特徴 粘膜、精神、呼吸、血液、心臓、神経線維、膵臓、皮膚、筋肉、リンパ節などに親和性あり

レメディの原材料
砒素の概要

近世の社会において、砒素は身近に存在し、特に農薬や医薬品としてもてはやされました。人々によって常用され、社会に普及していくにしたがい、砒素による職業性中毒、日常生活における事故、自殺、他殺が頻繁に起こりました。19世紀頃の欧米では、壁紙や絨毯、カーテンなどにも砒素が防虫剤として使われ、それによる慢性砒素中毒もよく知られるようになりました。

日本では公害事件として、土呂久鉱毒事件、森永砒素ミルク中毒、中条町の井戸水砒素汚染中毒といった、幾つかの大きな事件が起こりました。

医薬品としての砒素製剤は、20世紀に様々な病気に使われました。フォーレル水は気管支喘息の特効薬として珍重され、サルバルサンはペニシリン発明まで梅毒の治療薬として世界中で処方されました。社会で中毒・事故といった砒素による惨事が繰り広げられるのと並行するように、砒素の医薬品は副作用が問題となり、結局、今ではほとんど使われなくなりました。

このように、砒素は人間の体にとってひじょうに有害な物質ですが、必須微量元素のひとつともいわれています。意外かもしれませんが、私たちは水を1リットル飲むたびに、砒素を0.001ミリグラムは飲んでいますし、中国などで高地に住む人々は、高山病予防のために砒素を呼吸促進目的で

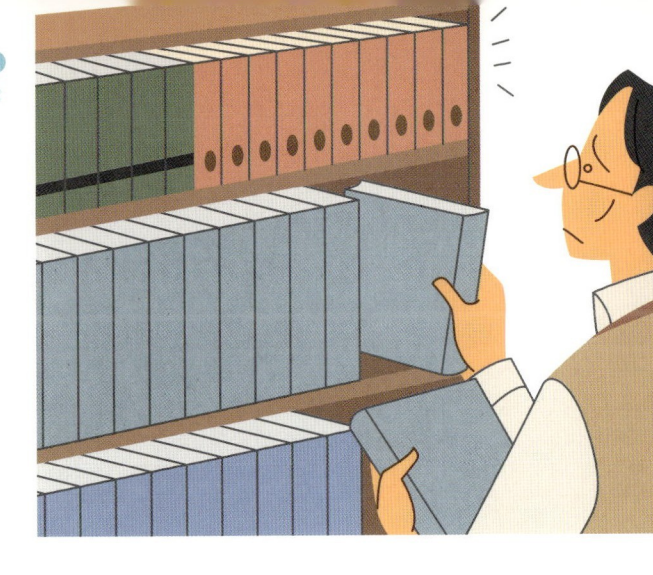

使用しています。

現代に至るまでに起こり続けた砒素による数々の惨事の傍ら、健康や社会的な側面で伝承的に活躍し続けている砒素は、ホメオパシーの医学においては、マテリア・メディカで最も用途の広いレメディのひとつとして、今後も輝かしい実績を残していくに違いありません。

その後も、多くのプルービングと治癒症例によって、その全体像が余すところ無く描かれてきたレメディです。アルセニクムの本質的な病理は、「不安、安全でなく、不安定で落ち着きがない（insecurity）」で、ここから、アルセニクムにおいて知られている鍵となっているほとんどの兆候が生じています。この不安は、敵意ある周囲において傷つけられやすく防御力がな

不安・潔癖質の代表レメディ
安全・防御を求める

アルセニクムの全体像

アルセニクムは、ハーネマンによってプルービングされ、それ以

いというような感覚です。ここから生じるものとして、他人への依存があります。これは単なる仲間を求める感覚ではなく、現実に自分の近くにいてくれる他人の存在

への欲求であり、安心のために他人からの支えを必要としているのです。

この不安と安全でない感覚は、自分の健康面にも向けられます。6歳女児の喘息の症例ですが、毎日、テレビで健康番組を食い入るように見、母親に自分はその病気になっていないかどうかを聞き、その病気にはかかっていないといった返答で安心するといった特徴がありました。この女の子は、アルセニクム200Cで治癒しました。

また、アルセニクムのよく知られている特徴に「潔癖症・好みがうるさい（fastidiousness）」があります。この潔癖症は、前述した不安と不安定から生じ、整理整頓と清潔さへの欲求にとりつかれ、絶えず何かを整えることに多大な

エネルギーを費やし不調（病理）を生じる源になります。これがアルセニクムの潔癖さです。

肉体的な初期症状として有名なものに、焼けるような痛み、冷えや寒さからの悪化、頻回に繰り返す感冒、水を一口ずつすするようにして飲みながら口渇を潤す、午前1〜2時と午後1〜2時に悪化することなどが挙げられます。

キングダムのテーマ

ホメオパシーのレメディは、様々な原材料からつくられていますが、その多くは、植物・動物・鉱物です。それぞれの界（キングダム）には主題があり、患者さんの障害（バイタルフォースの乱れ）の中心と照らし合わせること

で、キングダムが判り、最終的にシミリマムが決定します。

植物界では、その問題の中心は純粋な感覚のみにあります。例えば、「引っ張られるような痛み」という問題があるなら、その引っ張られることだけを一生懸命に説明します。「引っ張られる」という状況を、何がどのように引っ張れるのか、完璧に、そのことだけに焦点を当てて詳細を話してくれるのです。

動物界では、感覚はいくつか存在することが少なくありません。問題の中心は、「誰がそれを行い、誰が困っているのか」といった攻撃者と犠牲者の物語がその主題となります。

鉱物界では、問題の中心は「機能や構造」に関してであり、そ

アルセニクムは鉱物界に属し、「今、保護されていた状態を次第に失いつつあり、それを守るには自分が弱すぎるので、超人的努力を投げかける必要がある」という中心テーマを持っています。

らが、「欠けている」のか、もしくは、「形成されていっている」のか、または、「完成していったものが崩れていっている」のか、とにかく問題がどこにあってどのような状態なのかを話してくれます。

> ### シミリマムとキングダム
>
> 原材料のキングダム（植物界・動物界・鉱物界）には、それぞれテーマがある。
>
> **植物界**…テーマは「純粋な感覚」
> **動物界**…テーマは「攻撃者と犠牲者の物語」
> **鉱物界**…テーマは「機能や構造」
>
> バイタルフォースの乱れの中心が、どのキングダムのテーマと合致するかを見ていくことで、シミリマムにたどり着くことができる（R.サンカランによる提唱）。

（137ページ参照）をはじめて確立させたのは、ジャン・ショルテン（26ページ参照）であり、"Homeopathy and Minerals"（邦訳あり）は、ホメオパシー業界で高く評価された著作として読み親しまれています。ショルテンに続く、ラジャン・サンカランほか多数の手によって、周期律表からの鉱物界のレメディへの理解が深まっています。

周期律表の第4シリーズ

現在、ホメオパシーのマテリア・メディカは3000種以上となり、それぞれのレメディの全体像を丸暗記するのは天才でも不可能な情報となったため、近年、ホメオパシーに関わる様々な偉人たちによって、レメディをグループのテーマに分けて理解する試みがなされています。鉱物界のレメディを周期律表の観点から捉えていく画期的な試み

アルセニクムは、周期律表の第4シリーズ、第15コラムに位置しています。第4シリーズ（一個人としての存在）、第2シリーズ（一個人としての分離）、第3シリーズ（自我）といった課題ではなく、ここでの問題は安全（security）や仕事（task）が主題となっています。

Arsenicum

「鉄の意志で企画を成功させる」という表現に用いられる鉄も第4シリーズに存在しますが、鉄は第8コラムにあり、第10コラムの完成・頂上の手前に位置します。フェルム（鉄のレメディ）の中心テーマは「安全、仕事、保護の過程を完成する」上で、完全な忍耐や継続が必要であり、その過程を絶対やりぬく」といったテーマであり、まさに鉄の意志です。

アルセニクムは、第15コラムで、完成・頂上の第10コラムからは、かなり衰退した位置にあります。第15コラムには、完成し安全であったはずの家が、雷や台風といった超自然的な災害からのストレスによって、急速に失われ崩れつつあり、それを立て直すには、超人的な努力を強いられている状態の

イメージがあります。

第4シリーズと第15コラムの交差点に位置する砒素の主題は、「安全、仕事、保護という過程を急速に失っている状況下にあり、それを守るには自らが弱すぎて、そのために超人的努力を強いられる」です。

レパートリーにアルセニクムの主題であるといわれる有名なルブリック「精神：泥棒への恐れ」という妄想がありますが、ここからも納得できるでしょう。

臨床上で適応となりうる病理・疾患群

- 悪性腫瘍
- アフタ
- アレルギー
- 胃炎
- 胃腸炎
- 咽頭炎
- インフルエンザ
- うつ
- うっ血性心不全
- 炎症性腸疾患
- 乾癬
- 角膜炎
- 肝炎・肝硬変
- 環境からの不調
- ガングリオン
- 感冒
- 気管支炎
- 狭心症
- 強迫性障害
- 恐怖症
- 胸膜炎
- 虹彩炎
- 喉頭炎
- 痔
- 湿疹
- 消化性潰瘍
- 食中毒
- 食道炎
- 腎炎
- 神経性食思不振症
- 頭痛
- 咳
- 全身性エリテマトーデス
- 喘息
- 帯状疱疹
- 大腸炎
- 膣炎
- 尿鬱滞
- 肺炎
- 敗血症
- 白血病
- 発熱
- パニック障害
- 皮膚潰瘍
- 貧血
- 不安症
- 腹水
- 不整脈
- 不眠
- ヘルペス
- 膀胱炎
- ホジキン病
- マラリア
- 慢性閉塞性呼吸障害
- 卵巣膿腫
- リンパ腫
- レイノー症候群 など

Remedy Note

性質

Apis
エイピス
（アピス）

学名 Apis mellifica

特徴 細胞組織、漿液、皮膚、腎臓、膀胱などに親和性あり

レメディの原材料 ミツバチの概要

ミツバチは昆虫に属し、ハチ目・ミツバチ科・ミツバチ属に分類され、世界に9種類が存在していますが、レメディの原材料は西洋ミツバチです。このミツバチは全世界で養蜂に使われています。

西洋には「ミツバチの歴史は人類の歴史」という諺があり、それほどに人間とミツバチには遠い昔から、長い歴史があります。スペインで発見された紀元前の洞窟壁画には、蜂の巣から蜂蜜を採取する風景が描かれ、古代エジプトでは養蜂業も誕生し、プロポリスをミイラなどの防腐剤として使い、古くからの民間薬としても利用してきました。

エイピスの全体像

エイピスは、落ち着きがなく、働き者で、バイタリティがあり、たえず動き回ります。ミツバチの特性でもありますが、蜜を集める邪魔をしたり、女王蜂へ攻撃をしかける敵に対しては、神経をとがらせ怒りをあらわにする姿は、人間に適応すれば、感情面での敏感さと攻撃性に表現されています。

エイピスの攻撃性は、まさに巣

レメディは、ミツバチそのものを潰して作られるので、この昆虫の特性がまるごと封じ込められています。花から花へと飛び回って蜜を集め、女王蜂に忠誠をつくし、休みなく動き回る特性は誰もが知るところでしょう。

173

Apis

勤勉で敏感。気ぜわしく攻撃的。アレルギーを癒す代表レメディ

家族を守るミツバチのように、家族を支配し、強い嫉妬心を起こしたりします。また、エイピスには、不器用な一面もあって、物を落としやすかったり、不注意なミスを犯しやすかったり、といったぎこちなさが目立つ場合もあります。

ミツバチに刺されたときのことを思い出せば、このレメディの肉体的症状の特徴は一目瞭然です。火のように激しく、焼けるような暑さや熱によって悪化し、患部に火のように激しく、焼けるような熱れます。

レメディの全般的特徴としては、冷たいものをあてがうことで症状が改善します。体を動かすことを好み、それによって症状が改善する傾向があります。

時間的な特徴としては、16時前後に症状の悪化がみられる場合があります。

死別や離婚などによって配偶者を失い性的表現を断たれたりすると全般的症状が悪化する傾向もあるため、コミュニケーションの手段としてセックスを重視することがあります。

ヒリヒリする痛みがあり、患部に赤みや熱、浮腫を伴います。こういった症状は、感染やアレルギー反応などで起こりえます。

また、エイピスは膀胱炎のレメディとしても有名で、排尿中のヒリヒリするような痛みのために力んで尿を出しきっていかなくてはいけない、といった症状を伴う場合に処方されます。同じく昆虫から作ったレメディであるカンサリス（別冊10ページ参照。原材料はスペイン蝿）としばしば鑑別されます。

Remedy Note

サブキングダム 昆虫のテーマ

エイピスはいわずと知れた動物界のレメディですが、さらにサブキングダムに属します。地球の歴史上、陸上に初めて登場した動物が昆虫類を含む触角類です。

昆虫類の生活様式、形態は非常にバラエティに富み、数多くの目（もく）に分類され、種類の多いグループでは、ハチ目の他、甲虫目・チョウ目・ハエ目などがあります。

昆虫類のなかで既にレメディとして存在するものも、ブラッタ（ゴキブリ）、キューレックス（蚊）、フォルミカ・ルファ（蟻）、ヴェスパ（スズメバチ）と多数あります。

昆虫全般としては、組織化されして存在するものも、ブラッタ

ているものもあると、動物の昆虫的なエネルギーをこういった面から感じ取ることができるでしょう。

エイピスの肉体に現れやすい病理として、アレルギーによるアナフィラキシーがありますが、急激な血液循環障害や呼吸困難が起こることも稀ではなく、迅速な措置がなければ死に至ることもありますので、病理にも昆虫の破壊的側面が存在します。

た、忙しい、勤勉な、過活動、持続的で猛烈な活動性、変化への欲求、食物やセックスといった生物としての基礎的なことに焦点が当てられ、恥知らず、破壊的といったテーマが中心にあります。

前述したエイピスの症状や特徴の中にも、たくさんの昆虫的要素が含まれていますが、エイピスが根本的体質に合致するケースの場合、鋭い知性と注意深さを持ち合わせていて、短気で、予期せぬときに強烈に感情が爆発し、問題が生じた場合には、早く実用的な解決策を求める傾向を持ちます。

また、力がこもって直接的な気質で、他人に対する礼儀正しさを気遣う傾向はないといった粗野な面が目立ちますので、ケースを観察

臨床上で適応となりうる 病理・疾患群

- アレルギー ■咽頭炎 ■インフルエンザ
- 関節炎 ■胸膜炎 ■血管神経性浮腫 ■月経困難症 ■痔 ■糸球体腎炎 ■子宮内膜症
- 猩紅熱 ■腎盂腎炎 ■じん麻疹 ■髄膜炎
- 頭痛 ■喘息 ■帯状疱疹 ■丹毒 ■尿失禁
- ネフローゼ症候群 ■肺炎 ■腹膜炎 ■不妊症 ■ヘルペス ■膀胱炎 ■水疱瘡 ■卵巣嚢腫 ■流産など

Lachesis
ラケシス
（ラカシス）

学名 *Lachesis muta*

特徴 血管運動神経、血液、心臓、循環、女性器、喉などに親和性あり

レメディの原材料　ブッシュマスタースネークの概要

爬虫類のクサリヘビ科に属し、猛毒をもつ大蛇です。中南米に生息していて、体色はオレンジ色と黒の菱形模様の縞柄で、太さは成人の大腿ほどもあり、体長3メートルを超えるものまであります。熱帯湿地の森や藪の茂みの草むらに音もたてずに潜伏しているので、「茂みの主」という意味のブッシュマスターと命名されました。挑発されなくても人間でさえ恐れずに襲い、牙を血管に差し込みたちどころに血管内に血栓を作り、敗血症を起こして獲物を死に至らしめるさまは、ラケシスの全体像にも反映されています。

ラケシスの全体像

ラケシスの精神は、活動的で情熱家、そして直感的であるといわれ、「女性を癒すレメディ」としても有名です。しかし、こういった魅力の裏に、嫉妬心や疑い深さといった感情が現れて、長所が損なわれてしまうのです。

強い感情によって、自分の満足に気持ちが集中してしまい、所有欲がその対象となる相手に対して支配され生まれ、猜疑心と嫉妬に支配されて不安や妄想が起こります。

肉体では、血液循環に関わる症状が起こることが多く、発作性ののぼせ、高血圧、動悸といった症状を訴えることが少なくありません。ラケシスは更年期障害のレメ

ディのひとつとしても有名ですが、女性ホルモンの変動によって血液循環が乱れることで症状は悪化し、血液循環が正常に戻ると症状が改善するので、月経前症候群が現れても生理が来て出血すれば体調が元に戻ります。また、更年期障害のホットフラッシュが冷たい飲み物で改善したりします。

また、分泌・排泄の抑制や、性的表現の抑圧で、症状や体調全般が悪化する傾向があります。ですので、体の圧迫や外からの接触を嫌います。また、症状は体の左側から始まることが少なくありません。

ラケシスの処方を示唆する大きな特徴に饒舌さ（おしゃべり）があります。印象深いラケシスの2症例を紹介しましょう。

ひとつは、私の知人（男性医師）の代診を務めたときに来院された女性の患者さんでした。女性同士の気楽さだったのか、ホルモンの問題で自分がいかに悩んでいるかを一気に、口を挟む余裕は全くなく、およそ10分、流暢に月経についての不調を語ってくれました。

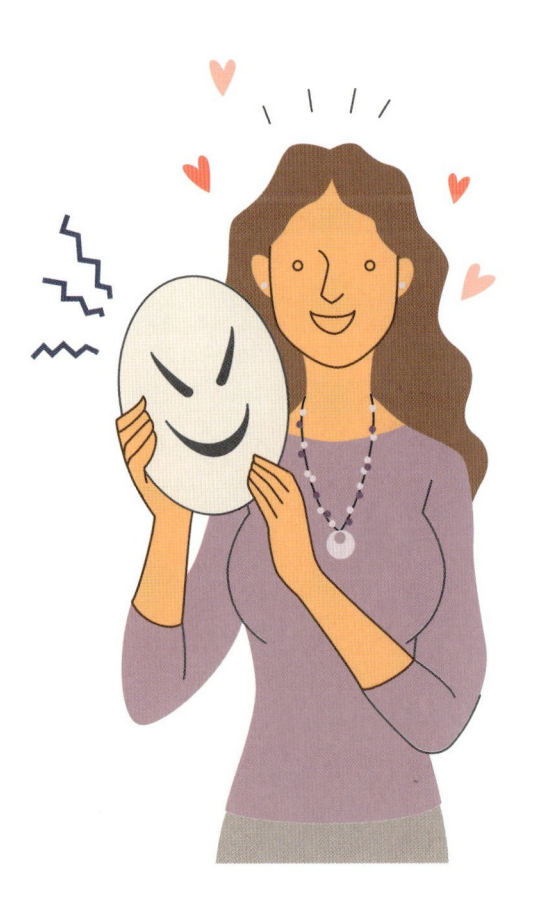

もうひとつの症例は、私の知人（女性医師）が担当した女性です。ホメオパシーのケーステイキングとして十分な時間をとっての問診がなされていましたが、担当医が

Lachesis

嫉妬・情熱・支配。
女性を癒す、代表レメディ

口を挟むことなく1時間以上、ご自身の悩みを流暢に活発に語っていたそうです。

前者はラケシス30C、後者はラケシス200Cで改善しました。

ヘビの進化と攻撃法

ヘビは中生代にトカゲ類の一部から誕生した動物とされ、現在もニシキヘビなど一部の原始的なヘビに腰帯の痕跡を持つ種類があります。

原始的なヘビは絞め殺すという手段で獲物を捕獲し、飲み込む前に獲物は死に至ります。

ニシキヘビのレメディは、ファイトン（Phyton）と呼ばれますが、「押しつぶされるような」「窒息するような感覚」や「身内への嫌悪、窒息するような愛情」、「まるで肩が脱臼しているような感じ」といった締め付けて殺します。ナジャの症状に「四肢の突然の脱力、肩・首・大腿の痙攣」、「口を大きくあけると唾液があふれる、舌が冷たい」といった症状が存在します。

一方、より進化したヘビは、締め付けに代わって「毒」といった攻撃法を持っています。クサリヘビ科のほか、コブラ科も進化した蛇に入ります。インドのヘビ遣いで有名なインディアン・コブラのレメディは、ナジャ（Naja）と呼ばれます。

コブラ科に代表される毒は「神経毒」で、文字通り中枢神経を冒して、咬んだ動物を麻痺状態にし

ブッシュマスター（ラケシス）の属するクサリヘビ科の毒は主に「出血毒」で、この種の毒を持つヘビに咬まれると体の各部に皮下出血が起こり、組織を破壊されて死に至りますが、これは蛋白質が消化されたために起こる症状です。

実際にはクサリヘビ類が持つよう な強力な毒には出血毒と神経毒の両方の作用があります。

Remedy Note

ヘビの進化とレメディの関係

原始的なヘビ…絞め殺すという手段で、獲物を獲得する

- **ファイトン（ニシキヘビ／ボア科のレメディ）の特徴的な症状**
  「押しつぶされるような、窒息するような感覚」
  「身内への嫌悪、窒息するような愛情」
  「まるで肩が脱臼しているような感じ」
  ➡絞めつけられることと関連するような感覚

⬇

より進化したヘビ…締め付けに代わる、「毒」という攻撃法を持つ

- **ナジャ（インディアン・コブラ／コブラ科）の特徴的な症状**
  「四肢の突然の脱力、肩、首、大腿の痙攣」
  「口を大きくあけると唾液があふれる、舌が冷たい」
  ➡コブラ科に代表される毒は「神経毒」。中枢神経を冒して、相手を麻痺状態にして殺す。

- **ラケシス（ブッシュマスター／クサリヘビ科）の特徴的な症状**
  「循環系障害。静脈瘤や高血圧、皮下出血による紫もしくは青色の色調変化」
  「過多月経。出血が少ないほど痛みが増す」
  ➡クサリヘビ科に代表される毒は主に「出血毒」。相手に皮下出血を起こさせて、組織を破壊。死に至らしめる。

臨床上で適応となりうる病理・疾患群

悪性腫瘍　悪夢　アルコール依存　喀血　肝炎　狭心症　下痢　高血圧　甲状腺炎　甲状腺機能亢進　行動異常　喉頭炎　更年期障害　坐骨神経痛　痔　耳炎　子宮出血　子宮内膜症　紫斑病　出血　消化性潰瘍　猩紅熱　静脈瘤　腎炎　腎結石　腎出血　心筋梗塞　赤血球増加症　喘息　躁鬱病　帯状疱疹　大腸炎　妊娠中毒症　脳挫傷　肺気腫　跛行　鼻血　ヒステリー球　不整脈　偏頭痛　弁膜症　ホットフラッシュ　妄想症　薬物嗜癖　卵巣嚢腫　など

Nux vomica
ナックス・ボミカ

学名	*Strychnos nux-vomica*
特徴	精神神経系、消化器官、呼吸器官などに親和性あり

レメディの原材料
ポイズン・ナット・ツリーの概要

ナックス・ボミカは、ポイズン・ナット・ツリーと呼ばれているマチン科（Loganiacea）に属する植物です。ポイズンという名からもわかるように、ストリキニーネという毒性の強いアルカロイドを含みます。

主にインド東部、タイ、ミャンマー、マレー諸島、中国南部、オーストラリア北部に生育している樹木で、緑白色の花が咲いた後、リンゴ大の果実ができます。その果実中の種子にストリキニーネが含まれています。果実は、堅い殻をまとっていて、その中に白いゼラチン状の種子が存在しており、レメディはこの種子からつくられます。

ストリキニーネは、現代医薬品の成分としても有名なアルカロイド類ですが、麻薬類の成分でもあり、アルカロイドは麦角、アヘンにも含まれます。植物にとっては自己免疫のために内蔵されているものですが、人間に対しては、主として中枢神経系や自律神経系に作用し、神経興奮・幻覚・麻酔・痙攣・神経遮断といった激しい作用を起こすのです。ストリキニーネによる中毒症状は、呼吸困難から始まったあと、不安と痙攣が起こり、痙攣は神経系の超過敏のため、わずかな音でも悪化し、疲労のために死んでしまいます。

こうした神経系に作用して激しい痙攣が起こる状態が、このレメディの全体像にも反映されています。

偉大なるポリクレスト、ナックス・ボミカ

クリニックでのナックス・ボミカの処方率は、数あるレメディの中で1、2位を争い、処方後の改善例も多く、ポリクレスト（Polycrest；「多使用の」の意）といわれる所以を実感できるレメディです。

身体的な局所症状の改善に処方した場合は別として、ナックス・ボミカの効果があった顕著なケースでは、成功への欲求が強く、挫折によって打ち砕かれた感覚が起因して発症している気質傾向がみられます。

ホメオパシーの創始者、サミュエル・ハーネマンがプルービングを行ったレメディでもあり、処方の歴史の古いレメディです。

ハーネマンは、「ナックス・ボミカは、主として熱心な性格、苛立ちやすく短気な気質、怒り、恨み、人を欺く傾向を持つ成功者に有効である」と記しています。絶えず襲ってくる刺激の中で、競争を求めて生きている都会人間は、このレメディの状態に陥る可能性が高く、これが現代でもポリクレストの代表の地位を確立できている所以であると感じています。

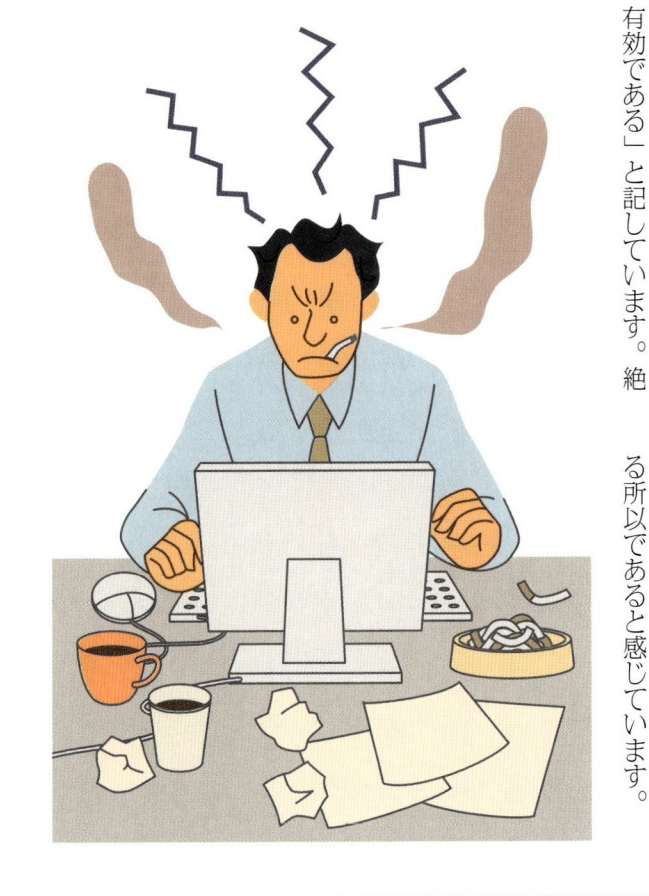

Nux vomica

ナックス・ボミカの全体像

ナックス・ボミカは、外部からの刺激に対して敏感で、周囲が困惑するような衝動的な怒りを示すことが少なくありません。

多くは仕事が趣味のような生活を送り、襲ってくる眠気や疲れを吹き飛ばすために、コーヒーやタバコといった刺激物を好みます。こういった暮らしで当然リラックスできるわけはなく、イライラし我慢できなくなると、机を叩いて物を壊したり、渋滞などに巻き込まれただけで激怒するようなこともあります。また、ストレスがたまると不安にかられるので、物事への正確さや規律を求めようとします。このような態度は疲れを蓄積させますから、その解消のために、コーヒーやアルコールへの欲求が高まり、さらにたくさん飲んでしまうのです。

野心と過剰刺激、失敗と挫折から起こる、痙攣のレメディ

ナックス・ボミカは野心家で仕事でもプライベートでも最高のものを手に入れようとし、そのために毎日の生活を送ります。成功したい気持ちが強いので、それを妨げるものには過敏に反応し、イラつきます。小さな音でも神経に響くためにイライラし、香りの強い食べ物の匂いも嫌い、自分をかまってくるような人がいれば、神経を逆立て、周囲の人間に苦情を申し立てます。

身体的には、アルカロイド類であるストリキニーネの症状について前にお伝えしたように、激しい痙攣が起こります。ナックス・ボミカは胃潰瘍のためのレメディとも俗に言われていますが、とくに胃の症状として、消化不良から痙攣が起こると、胴体が苦しく締められるように感じてしまうので、衣服を緩めたい欲求が起こります。便秘も起こりがちで、強い便意があるのに排便ができず、便が出きった感覚がなく、残留感をもたらします。消化管の蠕動運動が、通常の口から肛門の方向でなく、逆流して肛門側から口のほ

うへ起こってしまうことがあり、そんなときは排便の時に、吐き気や嘔吐が起こることがあります。胃腸と似たような傾向が起こることがあり、尿意が頻繁なのに排尿できなかったり、排尿時には数滴しかでなかったりということも起こりえます。

この裏にはナックス・ボミカの神経過敏があります。睡眠にも障害が起こりやすく、早朝3時から4時の間に目がさめて、色々なことを考えているうちに、また少し寝付き、いざ起床という午前6時から7時に床から出ようとすると、具合がよくなく、気分の悪さが目立ちます。頭痛が起こるときは、まるで二日酔いのようで、後頭部か片側の目を包むような痛みに襲

われ、ひたすら過ぎ去るのを待ちます。この状態になると光や音にも過敏になって、食べ物やタバコの煙を嫌います。頭がぼーっとして、患部が温かく包まれると症状が緩和する傾向があります。また寒さにとても敏感で、冷たい外気や寒い環境で悪化し、痛みなどは温かさで好転します。

マチン科の感覚

偉大なるポリクレストであるナックス・ボミカの全体像を記しました。

現在開発されているレメディの数は3000種を超え、200種類はあるといわれるポリクレストのピクチャーを覚えることはできても、3000種類のピクチャー

を覚えることは至難の技です。そこで、現代に活躍するホメオパシーの専門家が、植物においては科・Familyごとにその全体像をとらえる試みを行いました。科ごとの分析に成功を収めている人に、インドやイタリアで活躍するラジャン・サンカランやイタリアで活躍するマッシモ・マンジァラヴォリ（27ページ参照）がいます。

サンカランによるマチン科共通の感覚は、「ショックを受ける」、「打ち砕かれる」といった感覚であり、この感覚の感情面には期待を裏切られたり、失望したりといった側面があります。

マチン科のレメディにはポリクレストが多く、ジェルセミウムやイグナシアなどが挙げられます。マチン科にはショックを受け打

Nux vomica

マチン科のレメディ

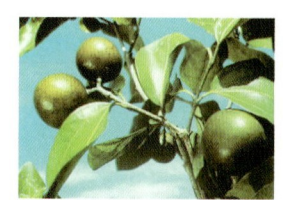

ナックス・ボミカ

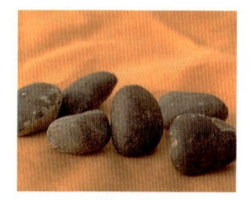

イグナシア

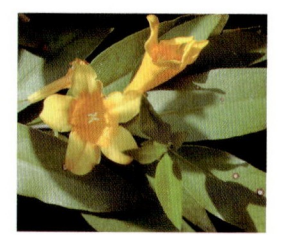

ジェルセミウム

マチン科は、ポリクレストが多い。サンカランによれば、マチン科には「ショックを受ける」「打ち砕かれる」という共通の感覚があり、感情面には、期待を裏切られ、失望感がある。違いは、ショックを受けたときの対処の速度や、絶望の度合いであるという。

ち砕かれる感覚は共通していますが、患者の状態は、ストレスに対処するペースや絶望の度合いが違ってきます。

例えば、急性の悲しみのレメディと呼ばれているイグナシアは、打ち砕かれて失望した状態を危機的と感じており、その状態が是正されるか正常な状態に戻るまでは苛立ち、安心できないのです（サンカランが提唱するチフスマヤズム）。

一方、ナックス・ボミカでは、失望への反応を非常に厳しくコントロールしなければならないと感じ対処しています（サンカランの提唱するガンマヤズム）。

臨床上で適応となりうる病理・疾患群

●アレルギー ●アルコール依存 ●インフルエンザ ●炎症性腸疾患 ●潰瘍性大腸炎 ●化学物質過敏症 ●過敏性腸症候群 ●関節炎 ●感冒 ●狭心症 ●クローン病 ●月経前症候群 ●結合組織炎 ●高血圧 ●行動異常 ●肛門裂 ●坐骨神経痛 ●痔核 ●子宮内膜症 ●消化性潰瘍 ●腎盂腎炎 ●神経痛 ●腎結石 ●頭痛 ●喘息 ●疝痛 ●前立腺炎 ●多発性硬化症 ●背部痛 ●不整脈 ●不眠症 ●偏頭痛 ●便秘 ●膀胱炎 ●慢性疲労症候群 など

Remedy Note

Nat. mur.
ナト・ムール
(ナトルム・ミュリアティクム)

学名 *Natrum muriaticum*

特徴 精神、脳、血液、筋肉、心臓、腺、皮膚などに親和性あり

レメディの原材料

岩塩の概要

ナト・ムールの原材料である岩塩は、塩化ナトリウムからなる鉱物で化学式はNaCl。ロック・ソルトや海水に含まれ、水によく溶ける無色立方体の結晶です。塩化ナトリウムは体の血液やリンパ液といった細胞外液の最重要ミネラルといわれており、塩は体液バランスや神経と筋肉の機能を保つために重要な役割を果たしています。

ホルモンの異常などで起こるナトリウムの異常に、低ナトリウム血症と高ナトリウム血症があります。前者では、神経過敏や強い意識障害が起こり、後者では、皮膚の乾燥や異常、脱毛といった問題が起こって、最終的には筋肉の痙攣や意識障害などを起こします。

塩と聞いて多くの人々が連想するものに海があります。海と人間の間には言葉では説明しにくい根源的なつながりがあり、私たちはそれを自然と感じているのでしょう。ドラマのシーンには、しばしば、別れの悲しみを癒すために海を見つめる人物が登場します。海は感情のシンボルであることを活用したのでしょう。

私の出会ったナト・ムールの患者さんにも、こういった塩の特質が様々に認められます。

ナト・ムールの全体像

ナト・ムールの病理の中心にある特性は内向性と超過敏であり、

Nat. mur.

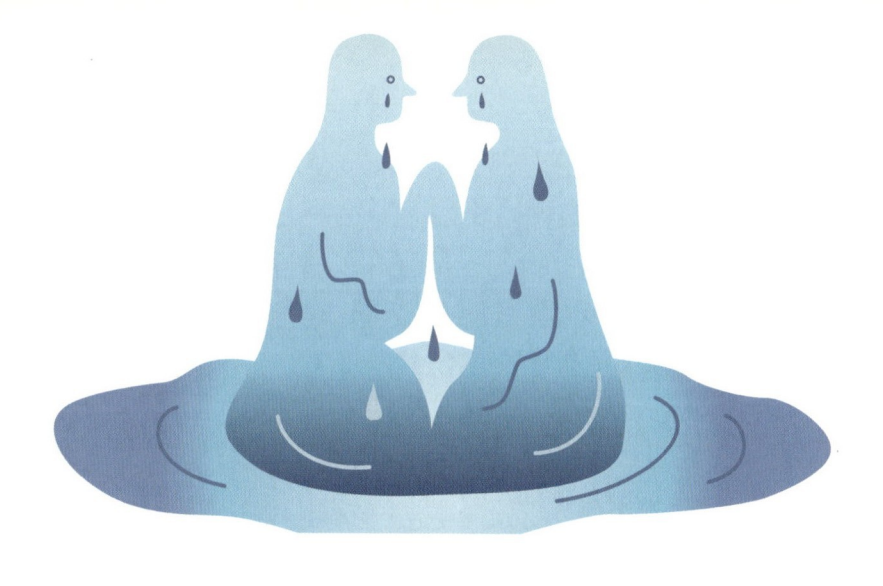

他人の感情的な苦しみ、例えば拒絶、嘲笑、屈辱、悲しみが、自分自身に起こったら耐えられないと感じ、傷つけられないための壁をつくって、その壁の内側で生き、自分を取り巻く状況をコントロールします。

このような敏感さと脆弱さを持つ反面、精神面では高い客観性と認識力を備え、強い責任感も持ち合わせています。そのため、人の幸せに尽くしたいという欲求から、医療や福祉系といった援助職に就くことも多く、愛情への強い欲求を表します。

「悲しみのためのレメディ」として右にでるものはないといわれるナト・ムールですが、自分が直面した別れや人間関係の破綻といった出来事から起こる悲しみに引きずられて、自分の世界にこもり、いつまでもその悲しみにこだわる傾向があります。

身体に現れる症状の多くは、前に述べたような出来事へのこだわりと、そこから生じた悲しみがきっかけとなって発症することが少なくありません。音や光、ちょっとした接触に過敏になることがあり、とくに日光に影響を受けることを、多くの患者さんが訴えます。直射日光に晒されたことから激しい頭痛（ハンマーでガンガンと殴られるような頭痛）というルブリックでナト・ムールは有名）が起こり、頭痛中には、あらゆる動きに我慢できなくなります。

また、体内水分の障害という特徴もあります。極度の喉のかわき、風邪を引きやすく水っぽい鼻水や

Remedy Note
186

他人への依存と自我の破壊　悲しみのための代表レメディ

痰といった分泌物が出ること、皮膚の乾燥または極端な湿っぽさ、舌もしくは唇に水疱（ヘルペス）といった水分と関連した症状があります。

全般的傾向として、塩と水に関連の深い海への感受性から、海を好むか嫌うかします。また午前10時から午後3時の間に悪化しやすい傾向があります。

周期律表・第3シリーズの第1コラムと第17コラム

ナト・ムールは、周期律表の第3シリーズ、第1コラム（ナトリウム）と第17コラム（クロール）に位置しています。第3シリーズは、第1シリーズ（一個人としての存在）、第2シリーズ（一個人としての分離）といった課題はなく、ここでの問題はアイデンティティ（私自身、エゴ、私のイメージなど）が主題となっています。また、同じシリーズの中では、左から右にコラムが進むにしたがって、始まり→発展中→完成→破壊中

破壊→超越といった過程があり、シリーズのテーマが今どんな状態にあるかを示します。

ナト・ムールは、第1コラム（ナトリ）にある他人に完全に依存している）と第17コラム（破壊されたアイデンティティ。私の自我は完全に破壊された）の化合です。

ナト・ムールは、自分のアイデンティティを相手にみつけてしまうと、その相手に執着してしまいまい、その相手との関係が別れによって破壊され、発症するのです。

失恋のレメディ、ナト・ムールとイグナシア

「失恋のレメディ」として最も有名なものに、ナト・ムールとイグナシアがあります。両レメディとも、失恋・親しい家族との別れが誘引となって発症することは、臨床の現場でよく目にしますが、患者さんをよく観察すると、悲嘆

Nat. mur.

の表現に大きな違いがあることがわかります。ナト・ムールは前述したように「私自身は相手に依存していたので、破綻をむかえ、私自身の存在が破壊され、今、そのアイデンティティがどこにあるかわからない」といったテーマが中心にあります。

一方のイグナシアは、植物であり、ナックス・ボミカと同じマチン科に属し、突然の別れによってショックを受け、心が打ち砕かれた状態になっており、イグナシアは「その失望とショックを制御しなければならない」といったテーマが中心にあります。

ホメオパシーは、ストレスに対する感受性や反応によって処方が違ってくるので、偏見のない客観的な観察が必要になるのです。

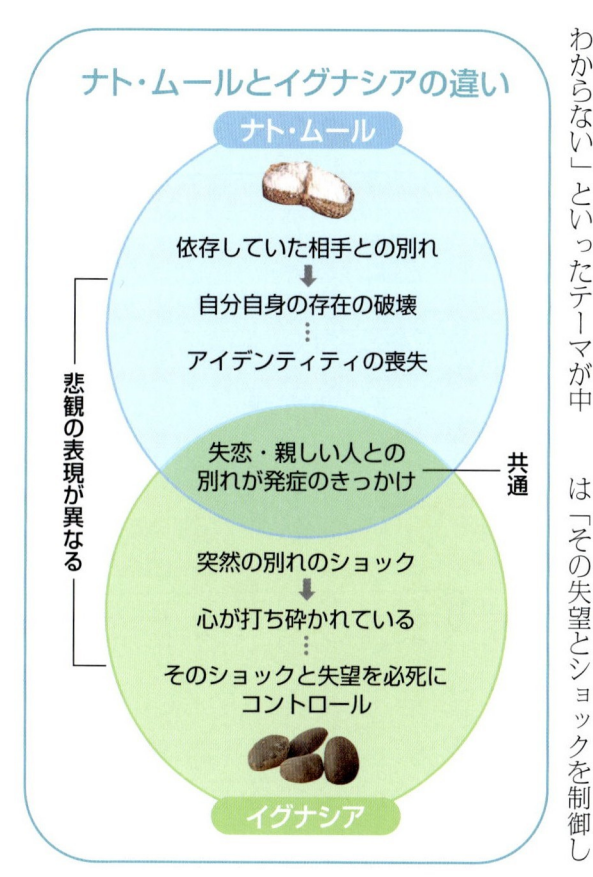

ナト・ムールとイグナシアの違い

ナト・ムール
- 依存していた相手との別れ
- 自分自身の存在の破壊
- アイデンティティの喪失

共通
- 失恋・親しい人との別れが発症のきっかけ

イグナシア
- 突然の別れのショック
- 心が打ち砕かれている
- そのショックと失望を必死にコントロール

悲観の表現が異なる

臨床上で適応となりうる病理・疾患群

悪性疾患　アフタおよび口内炎　アレルギー　胃炎　うつ病　炎症性腸疾患　乾癬　化学物質過敏症　過敏性腸炎　グレーブス病　月経前症候群　結合組織病　高血圧　甲状腺炎　甲状腺腫　坐骨神経痛　痔　自殺念慮　湿疹　消化性潰瘍　腎炎　じん麻疹　頭痛　性交疼痛　性的障害　喘息　大腸炎　多発性硬化症　腟炎　糖尿病　背部痛　白癬　発熱　ヒステリー球　肥満症　貧血　不整脈　不眠症　不明熱　ヘルペス　偏頭痛　マラリア　慢性疲労症候群　めまいなど

Remedy Note

Phosphorus
フォスフォラス

学名 *Phosphorus*

特徴 肺、循環、粘膜、神経、骨などに親和性あり

レメディの原材料

リンの概要

1669年にブラント（H. Brandt）が錬金術の実験中に発見した原子番号15の元素です。ギリシャ語で「光をもたらすもの」という意味の「phosphoros」から命名されました。

リンは生物すべてにとっての必須元素であり、生体内ではカルシウムとともに存在する骨の重要ミネラルです。また、細胞の核のなかの遺伝情報の要であるDNAを構成し、細胞のミトコンドリアが作るエネルギーの元、ATP（アデノシン三リン酸）といった、大切な働きをする体の中の構成要素に存在しています。

リンには白リン・黄リンなど、たくさんの同素体があります。白リンにも黄リンにも共通したリンの性質に、自然発火や拡散といった現象があり、こういった物質の性質がレメディの全体像に反映されています。

フォスフォラスの全体像

フォスフォラスの精神面は、リンの物質的な性質に似て、流動的で拡散しやすい特徴があります。無防備で、色々な外からの影響を受け入れ、他人を思いやる気持ちや自分の感情をそのまま外に向って表現し、発散させます。フォスフォラスには仲間が大切で、初対面の人でも古くからの友でも、どちらも同じように重要であると感じ、仲間への関心から、関係を

Phosphorus

構築します。

外部からの影響の受けやすさは、精神の感じやすさにつながり、不安に襲われることも多いです。仲間を自分のことのように心配し、強い不安や恐れにみまわれると過換気発作を起こしたり、死への恐怖がでてきたりします。

すでに述べた通り、色々な影響に無防備なので、気づくと頭の中に様々な考えや思いが浮かんでいて上の空になりやすく、突然の大きな物音でふと我に返るといった経験をよくします。

フォスフォラスの肉体面は、疲れやすさを自覚しやすいですが、短い睡眠で回復する傾向があります。寝つきもよいため、昼寝で疲労解消している症例もよくみかけます。

また、傾向として、出血しやすいといったことも、よくみられます。鼻血、潰瘍、歯茎の出血、血痰が起こりやすく、女性の場合は月経時の出血が多かったり長引いたりすることがあります。風邪も引きやすく、その症状は速く進んで喉から肺へ移行し、血痰の混じりやすい咳がでて、すぐ疲れるといった訴えが少なくありません。急激な空腹を感じることもしばしばあり、低血糖の症状と間違われやすいです。

全般的傾向として、冷たいものを好み、とくに子どもではアイスクリームを愛好します。前述した通り、疲労を感じやすいですが仮眠でリフレッシュできます。

周期律表の第3シリーズ

ナト・ムールで述べたとおり、

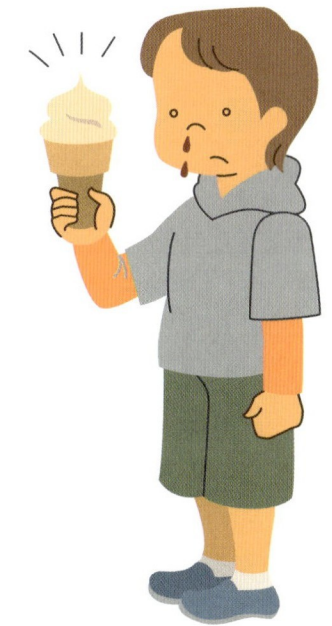

出血しやすい。子どもはアイスクリーム好き。

意識の拡散と流動
疲労と不安をともなう、出血性レメディ

第3シリーズの主要テーマは、アイデンティティです。

ホメオパシーで最も頻用されるレメディをポリクレストと呼びますが、第3シリーズにはポリクレストがたくさん存在し、周期律表でも並列しているシリカ（別冊25ページ参照）、フォスフォラス（別冊23ページ参照）、サルファ（別冊26ページ参照）もここに属します。

フォスフォラスは、「アイデンティティを表現するために仲間が必要」なのであり、人前でアイデンティティを表現します。私は私、私とあなたは違うというテーマを維持するために仲間の存在を必要としているのです。

シリカ（珪素）は、フォスフォラスの前、原子番号14の元素です。

フォスフォラスでは確立されているアイデンティティの確認が主要テーマですが、シリカでは自分自身の個性とアイデンティティが、まさに確立されたところで、疑いが存在します。「自分のアイデンティティを本当に見つけることが出来るのか？ また見つけたものの、これが正しい方向なのか？」

仲間とのコミュニケーションを求める。

Phosphorus

といったテーマが主要になります。

一方、フォスフォラスの後、原子番号16の元素であるサルファ（硫黄）は、アイデンティティが過剰で拡張された状況にあり、自分自身のアイデンティティに対するプライドが高く、「私はあなたよりよい」というエゴの拡大があり、これがサルファを「ボロを着た哲学者」と呼ぶ所以といえるでしょう。

周期律表第3シリーズのレメディ

- ポリクレストが多い。
- 共通テーマ…アイデンティティ

シリカ（珪素） …原子番号14の元素。アイデンティティは、今確立した。このアイデンティティは、確かなものか？　これでいいのか？　という疑念。

フォスフォラス（リン） …原子番号15の元素。アイデンティティは、確立している。自分のアイデンティティを表現したい（そのために、自分とは違う誰か・仲間を求める）。

サルファ（硫黄） …原子番号16の元素。アイデンティティの過剰。「私はあなたよりよい」というエゴの拡大。

臨床上で適応となりうる病理・疾患群

悪性疾患　アルコール依存症　アンギナ（絞扼感を伴う疾患の総称；扁桃炎・狭心症など）　胃炎　インフルエンザ　うっ血性心不全　運動失調　疥癬　化学物質過敏症　肝炎　環境に関わる疾患　肝硬変　関節炎　感冒　気管支炎　凝血障害　恐怖症　魚鱗癬　クループ　結核症　血友病　高血圧　喉頭炎　呼吸器性感染　子宮筋腫　子宮出血　子宮脱　湿疹　紫斑病　消化性潰瘍　頭痛　線維嚢胞性の胸腺疾患　喘息　躁鬱病　側弯症　多発性硬化症　癲癇の小発作　統合失調症　糖尿病　肺炎　肺気腫　鼻出血　皮膚潰瘍　不安症　不整脈　偏頭痛　弁膜症　慢性疲労症候群　耳鳴　メニエール症候群　めまい　網膜出血　網膜剥離　老衰など

Remedy Note

Phos. ac.
フォス・アック
(フォスフォリック・アシッド)

学名 *Acidum phosphoricum*

特徴 精神、神経線維、脊髄、生殖器系、骨などに親和性あり

レメディの原材料
リン酸の概要

リン酸は、リンが様々な程度に水と結合して生じる一連の酸を指します。人体においては、リンの化合物として、DNAやATPを構成する重要成分です。リン酸は、リンを多量に含むリン灰石などの鉱石をすりつぶして粉末にして、硫酸と混ぜてつくられます。リンと酸の特性が、このレメディの全体像に、よく反映されています。

フォス・アックの全体像

フォス・アックの精神は、悲しみに代表されるような感情の問題で起こった、疲れやすさや神経の消耗に処方されます。フォス・アック（リン酸）はフォスフォラスの要素を多く持ち、フォスフォラスの重要なテーマである、友情や仲間とのコミュニケーションが破綻したことで、その後に発症して、ウツ状態になったり周囲に対して無関心になったりします。こうしたフォス・アックの状態は、ナト・ムールやイグナシアと同様に、失恋や悲しみに関連して発症します。また、ホームシックなどから発症する場合もあり、物事に対する関心が薄れ、どうでもよくなってしまうでしょう。

フォス・アックの身体は、精神的な面と同じように、衰弱状態として症状が現れます。免疫力が落ちて風邪を引きやすくなり、体がだるくなって、リンパ腺が腫れ、伝染性単核球症のようなウイルス

Phos. ac.

酸のテーマ

鉱物界（ミネラル・キングダム）には単体として存在する元素、結合する化合物というように、存在がさまざまに認められていますが、「酸」という形での存在のあり方があります。

酸には「短期間に多くのことを成し遂げたい、これによって疲れ果てる」という共通のテーマが存在します。

フォス・アック（リン酸）は、感情的疲労による困憊がまず現れて、肉体に不調が表現されます。同じ精神面でも、心理（メンタル）面の活動過多による疲労困憊がありますが、これに該当するのがピクリック・アシッド（ピクリ

性の病気にかかってしまうことがあります。また、病気が重く回復が長引き、食欲低下と脱水状態からの衰弱といった場合にも処方されます。強い疲労と衰弱のため、男性においては精力低下やインポテンツ、女性においては性欲低下、といった性的な無関心も起こりえます。悲しみが原因となった脱毛や若白髪を認めることもあります。

フォス・アックの症状は、悲嘆、失恋、ホームシックなどに関連して起こる。

感情のトラブルが引き起こす心身の消耗

疲労困憊のレメディ

ン酸）です。ピクリック・アシッドの典型的な例としては、科学や研究部門などの知的活動からの疲労が挙げられます。

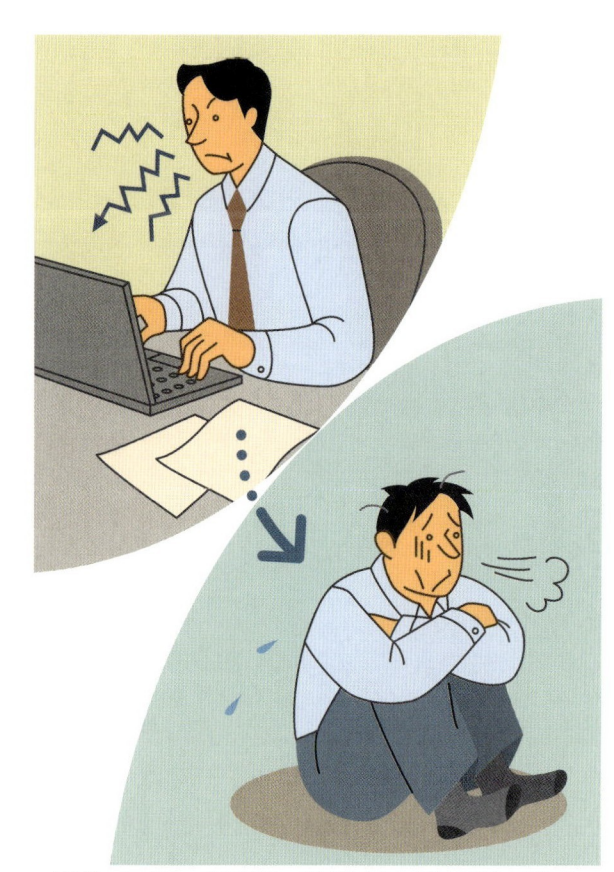

ピクリック・アシッドの症状は、知的活動からの疲労に関連して起こる。

一方では、身体的疲労からの困憊という病理も起こりえます。これに該当するのがミュリアティク・アシッド（塩酸）です。チフスを代表とするような発熱性肉体的疾患による衰弱のために、自分の体をきちんとした筋肉で維持することができず、半昏睡状態のような感じ、寝ていても寝返りもできないような感じの疲労困憊が起きるのです。

臨床上で適応となりうる病理・疾患群

- インポテンツ
- うつ病
- 下痢症
- 頭痛
- 大腸炎
- 脱毛症
- 単核球症
- 糖尿病
- 敗血症
- 慢性疲労症候群

など

Rhus tox.
ルス・トクス
(ラス・トックス)

学名 Rhus toxicodendron

特徴 皮膚、粘膜、腺、関節、神経（特に脊髄）などに親和性あり

ポイズン・アイビーの一般的特性

ルス・トクスの原材料、ポイズン・アイビーはウルシ科の植物で、北アメリカの太平洋沿岸に生育しています。ポイズン・オークと呼ばれるカナダ東部海岸に自生している同じ科の植物も原材料に使われますが、両方とも、非常に毒性が強い低木で、低地に密生しています。

レメディの母液には、六月の開花直前に集めた葉をつぶして作りますが、出来るだけ曇って蒸し暑い日の日没後すぐに、日陰になっている場所の葉を用います。これは、日光の欠如と湿気が、このウルシの毒性を活性化するからです。そして、その汁が皮膚についた場合は、水疱ができ、強いかゆみで悩まされます。

こういった植物の習性や毒性は、レメディの全体像に反映されています。

ルス・トクスの全体像

ルス・トクスの精神的状態はいくつかのステージがあります。

ごく初期の段階では、非常に快活でウィットに富み、元気がよいのですが、この活発な状態は内側の落ち着きのなさと動揺に取って代わります。この段階では、非常にイライラしやすく欲求不満になります。子どもではこの落ち着きのなさと過剰なイライラが行動異常となり、意地の悪い子どものようになり、大人では気難しさが現

れ、ワーカホリックで、落ち着かない状態に陥ります。

病理が深刻になると、感情面と同様に身体面にもこわばりと堅苦しさが現れます。

身体面では、皮膚・粘膜・関節などにまず症状がでてきます。関節には腫れとこわばりが起こり、節にはまず症状がでてきます。関

ルス・トクスは、落ち着きがなく、活動的。

朝の起きがけのような、体を動かしはじめるときに強い痛みを感じますが、動かし続けていると改善します。皮膚にはかゆみを伴う発疹・湿疹ができやすく、皮膚がほてることもあります。

帯状疱疹や水疱瘡といったウイルス性の皮膚病にも適応があって、

関節はこわばり、動きはじめがつらい。

こういった病気のとき、落ち着きのなさと激しいかゆみがあるようなケースに使うと、素晴らしい効果を得られるでしょう。

症状は一般的に、湿気の多い寒さで悪化し、乾燥した暖かさで改善します。

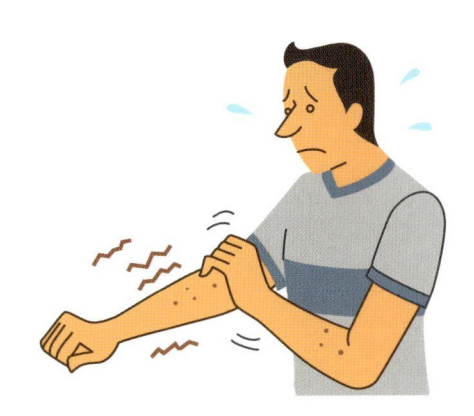

強いかゆみのある発疹や湿疹ができやすい。

Rhus tox.

ウルシ科
ウルシ属とカシュー属

ウルシ科（Anacardiaceae）は双子葉植物に属する科で70属980種ほどを含み、温帯から熱帯に分布しています。

ウルシ科にはアレルギー性皮膚炎を起こす原因物質・ウルシオールを含むウルシ（ナルデ）属があり、ルス・トクスはこれに所属しています。

こわばりと落ち着きのなさが共存
皮膚・関節の代表レメディ

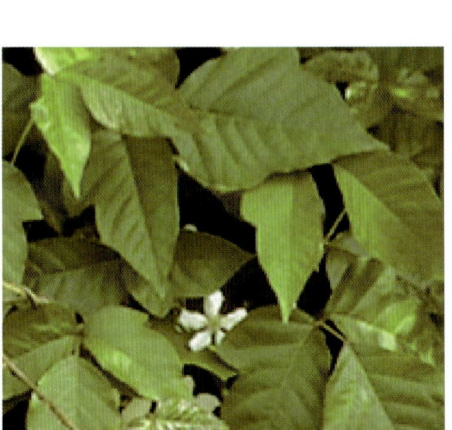

ますが、ホメオパシーのレメディとして有名なウルシ科の植物として、カシュー属があり、しばしば処方されるレメディにアナカルディウム（原材料はマーキング・ナッツ）があります。

アナカルディウムは2つの強く矛盾する意思、劣等感と残虐さがあり、そのために耐え難い葛藤が内部に存在します。肉体的には、ルス・トクス同様、耐え難いかゆみを伴う皮膚炎と腫れが生じやすいのが特徴です。

ウルシ科にも、ウルシ属にもカシュー属にも「つかまる、こわばる、硬い、緊張と痙攣（ラジャン・サンカランの提唱による）」といった共通の感覚が存在しているといわれています。

ルス・トクスの原材料ポイズン・アイビー

アナカルディウム

学名：
Anacardium orientale
ウルシ科カシュー属

原材料：
マーキング・ナッツ

Remedy Note

ウルシ科のレメディ

ルス・トクス（ウルシ属）の特徴
こわばりがあるために、動きたい、伸ばしたい。落ち着かない

アナカルディウム（カシュー属）の特徴
劣等感と残虐さの二つの矛盾が存在。意思の葛藤

身体症状の共通性…耐え難いかゆみをともなう皮膚炎や腫れが生じやすい
共通感覚……………つかまる、こわばる、硬い、緊張と痙攣
　　　　　　　　　（R.サンカランの提唱による）

捻挫のレメディ ルス・トクスとルタ

捻挫や怪我のレメディとして、ルス・トクスと並ぶほど有名なレメディとしてルタがあります。ルタは骨、線維、腱、軟骨、骨膜の損傷に適しています。怪我によって患部が重くなり力が入らず、腰や足の骨が痛んで歩行が不安定になります。

こういった捻挫の場合は、ルス・トクスに上回る大きな効果がルタで得られます。

ルタはミカン科（Rutaceae）に属する植物です。ミカン科には「しぼられ押しつぶされて壊れる、砕かれる、ねじって圧搾される」といった、私達がミカンやレモンを絞るときのイメージをまさに連想するような感覚があります。捻挫、怪我といった同じ言葉で表現される症状にであっても、どういった感覚があるかに注目することで、適切なレメディを選ぶことができます。

臨床上で適応となりうる病理・疾患群

- アンギナ（絞扼感を伴う疾患の総称：扁桃炎・狭心症など）
- 遺尿症（おねしょ）
- 咽頭炎
- インフルエンザ
- 片麻痺
- 関節炎
- 気管支炎
- 強迫障害
- 頸性緊張
- 結節性紅斑
- 腱の炎症
- 喉頭炎
- 行動障害
- 坐骨神経痛
- 湿疹
- じん麻疹
- 水疱瘡
- 頭痛
- 線維症
- 喘息
- 帯状疱疹
- 打撲傷
- 丹毒
- 天疱瘡
- 捻挫
- 膿痂疹
- パーキンソン病
- 肺炎
- 背部痛
- 舞踏病
- ヘルペス
- むち打ち
- リウマチ
- リウマチ熱など

Carcinosinum
カルシノシン

学名 *Carcinosinum Hahnemanni*

特徴 ガンマヤズムの中心的存在。症例の多くは、精神もしくは体調一般の症候を基礎に処方されている

レメデの原材料 乳ガン組織の概要

このレメディは乳ガンの組織からできています。

19世紀のアメリカ人医師であるジェームス・タイラー・ケントが、乳ガンと診断した女性患者の無色透明水様性の分泌物からノゾのひとつとして準備したのが最初といわれています。ケントはこのノゾに「カルシノーマ」と命名しました。

カルシノシンの歴史

ケントは、このカルシノーマをガン患者の緩和剤として用いていました。ケントの時代は、プルービングによる明白なピクチャー無しに使っていました。後に、2人のイギリス人医師、C・バーネットとJ・H・クラークが、「カルシノシン」と呼んだノゾをガン患者への使用以上に、精神疾患や線虫治療中の患者に使用しました。後にP・サンカラン（ラジャン・サンカランの父）によって賞賛された業績を持つD・M・フォービスターが、彼の著書 "Carcinosin" でそのノゾの多彩な特徴を紹介しています。フォービスターは、主に「不眠症」という臨床症状に用いました。ガン患者の既往歴をもとに臨床的に用い、その後にプルービングした結果として、不眠への適応があることが判かったのです。

また彼は、様々な腫瘍形成組織から作られたカルシノシンを紹介した人でもあります。1954年にL・テンプレトンが、カルシノ

シンの現在に至る私たちの知識の基礎となるプルービングを行い、1989年には、J・ショアによる研究も行われ、このレメディの適応が普及されました。今では、ガンのノゾといっても、乳ガンだけでなく、子宮ガンや喉頭ガンの組織などからも作られています。ホメオパシーの世界で、こういったガン組織であるカルシノシンの研究が発展するのと比例するように、人間社会でのガンの死亡率が上昇してきました。

カルシノシンの全体像を見渡せば、私たちの現代社会で、何故、今、ガンという病気が重要視され、

生存のために、どんな困難も引き受けて努力する完全主義者

ガンマヤズムのハート

マヤズムに対応するノゾは、そのマヤズムの中心（ハート）であると認識されていますが、まさしく、カルシノシンは、ガンマヤズムの中心的テーマを抱えています。

ムの中心的テーマを抱えています。高い期待のために、自分の限界を超えても努力し、その状況をコントロールしようと必死です。一言でいうと完璧主義なのです。

ガンマヤズムとガン患者と外科医

ガンマヤズムは、生存のための超人的な努力に奮闘するというテーマを持っています。ラジャン・サンカランの著書 "The Soul of Remedies"（邦訳あり）には、以下のように書かれています。

「病気としてのガンは、それ自体、細胞の無秩序な働きで、身体の中の混沌の中の全ての制御機構の破壊を意味している。ガンマヤズムの人の気持ちは、何とかして秩序をもたらし、ガンを制御しようと試みている外科医のようなものである。それは、ごくわずかな成功の可能性しかない困難な仕事だということを知っている。しかし、

Carcinosinum

成功への望みを持って試みるのだ。ガン患者は安心を求め八方手を尽くし、それが失敗に終わると絶望して諦める。これは梅毒マヤズムへと向かわせる。」

カルシノシンの全体像

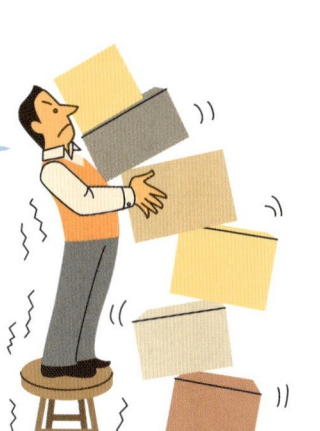

カルシノシンの人は、幼い頃もしくは若い頃に、非常に厳格な親の支配下にいたというような、たくさんの期待を引き受けすぎた既往を持つことが多く、彼らはこの大きな期待に沿うように生きていこうと努力し、うまくやり遂げるための行動を怠りません。また、自らも、本当は達成不可能だと思われる高い目標を設定し、その達成のために気持ちを駆り立てる理想主義者となります。そのため、予期不安になります。何か事を計画すれば、事前に全てが完璧かどうか気がかりになるのは、彼らにとっては当然のことなのです。この完璧主義と不安感は、時に自殺を考えるほど極端に働くことがあります。カルシノシンの恐怖と不安の対象は多様ですが、主な対象として、ガン、病気、死、狂気、高所、幽霊、暗がりがあります。

カルシノシンは、礼儀正しく几帳面で好みがうるさいタイプが多く、よい趣味を意識し全てにおいて完全でありたいと願っています。同じく、ガンマヤズムの代表と呼ばれているアルセニクムは秩序を求めますが、カルシノシンは完璧を求めるのです。

カルシノシンの人々は、温和で愛情深く、同情的です。この側面は、フォスフォラスの患者と共通

そういったカルシノシンのタイプは、繊細で傷つきやすく、批判されることに対して非常に過敏になったり、容易に腹を立てたりする傾向がありますが、それを他人には見せず、感情を抑圧する傾向があります。

完璧主義を目指し、全ての環境を制御しようと努力していれば、

理想を追い求める完璧主義は、他者に対して感情を抑圧し、恐怖や不安感を生む。

しますが、フォスフォラスでは慰めや同情を求めるのに対し、カルシノシンは嫌悪し、それによって気分を害する傾向があります。彼らは、他人の世話をし、友好的で、いつも周囲の人間を微笑ませます。医者には、自分の症状が悪化していても、医者からの同情や、医者の気分を害することを嫌うので、カリ・カーブの患者のように、医師に対して治療の不満をぶつけることはしません。カルシノシンの持つ同情は、非常に深く、いつも周囲を気遣います。カルシノシンは子どもの症例に処方することも多いのですが、家族や親しい友達の健康を気遣い、ペットへ向ける愛情も強く、周囲への配慮に満ちています。

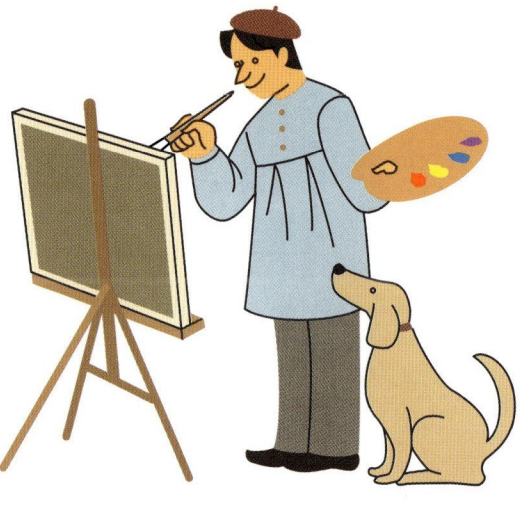

カルシノシンのタイプのもつ特徴のひとつに、芸術性があります。踊り、音楽、絵画、文学、陶芸を好むのです。彼らのもつ完全性と几帳面さは、本来の欲求と感情を抑圧し、内側に深い悲しみを作り出します。芸術、特に踊ることは、自分を表現する方法であり、それ

が生存機構なのです。カルシノシンの有名なルブリックに、FEMALE GENITALIA/SEX：FETUS motions-music；with があります。カルシノシン患者の胎児でさえ、音楽に敏感なのです。「私から踊りを奪わないで！　踊りだけが、私を救ってくれるのです」と、診察室で涙ながらに自分の苦しみを表現した女性がいました。彼女は、カルシノシン10Mで治癒しました。

臨床上で適応となりうる
病理・疾患群

あざ・ほくろ　アレルギー　月経困難　月経前症候群　肛門脱　呼吸器系疾病　座瘡（アクネ）　頭痛　咳　喘息　大腸炎　チック　糖尿病　膿瘍　発達遅延　副鼻腔炎　不眠　便秘　母斑　慢性疲労症候群　免疫低下　卵巣膿腫　など

おわりに

日本では、この10年で、ホメオパシーの本が出版される機会が増えました。セルフケアを対象にした本からはじまり、近年では、ホメオパシー医療の専門的な体系を紹介される本まで出版されるようになり、本書も端くれではありますが、後者を目的としたものとして執筆いたしました。

現在、医療の現場では、風邪を引けば抗生物質が多用され、アレルギーでは仕方なくステロイド剤を長期投与する機会が増え、私たちの免疫力や自然治癒力が弱まってしまうことが少なくありません。また、クリニックに来院してくださる患者さんは、電磁波過敏症や、現代医療でも病名さえつけられないような原因不明の慢性病で相談にいらっしゃるかたが目立つようになり、ホメオパシー医療が、身近に起こりがちな不調だけでなく、難しい慢性病に活用されなくてはいけない時代へと突入したことを実感しています。

統合医療ビレッジでも、3年以上に渡り、統合医療の中のホメオパシーの位置づけを模索してまいりましたが、よりいっそう皆様のご要望にお応えすべく、本書の出版を機に、私がホメオパシーを勉強しはじめた約10年前に開設した研究会を復活することにいたしました。現状は、皆様のご期待に十分お応えできる体制ではありませんが、ホメオパシーに関心を持たれた際は、ナチュラル・レメディ研究会にお問い合わせください（連絡先は著者紹介をご参照ください）。

最後に、本書の出版を引き受けてくださった新星出版社の皆様と、日頃の医師として活動を支援してくださっております統合医療ビレッジのスタッフ、そして取材などに協力してくださった方々に、深謝申し上げます。また、ホメオパシー勉強仲間である、樋渡志のぶさんの執筆協力がなければ、本書は決して完成できませんでした。最後に、日頃の私の医療活動を支えてくださる、たくさんの患者さん、そして家族と友人に、心からの感謝を申し上げます。

ライフアートクリニックにて
2007年5月

中村裕恵

●さくいん

アグラベーション	105, 154	ダイナマイゼーション	88
アコナイト	36, 164	タイムライン	141
アルグ・ニト	30	治癒の法則	16, 104, 109
アルセニクム	37, 168	ティシュソルト	120
アロパシー	57	ドゥルカマラ	39
イグナシア	41, 188	ナックス・ボミカ	32, 180
インポンデラビリア	136	ナト・ムール	185
ウィルヘルム・ハインリッヒ・シュスラー	120	ハーネマニアン法	90
ウルシ科	198	バイタルフォース	21, 67, 114
エイピス	173	ハマメリス	40
エドワード・バッチ	121	パラケルスス	22
オルガノン	23	ヒポクラテス	22, 56
カウスティクム	38	病気の感受性	62, 65
カルシノシン	200	フォス・アック	193
ガンマヤズム	201	フォスフォラス	189
希釈	23, 88	フォローアップ	103
急性病	112	フラワーエッセンス	121
急性マヤズム	166	フランシスコ・アイザヤガ	26
極微量投与の法則	16, 20, 84	プルーバー	70
キングダム	137, 170	プルービング	68, 72, 82, 84
キンポウゲ科	164, 167	プルラリスト	80
クラシカル・ホメオパシー	26, 80	母液（マザーティンクチャー）	20, 84
ケーステイキング（問診）	74, 140	ポテンシー	20, 89, 90
コルサコビアン法	90	ポテンタイゼーション	20, 23, 88, 94
コンスタンチン・ヘーリング	24, 104	ホメオパシー	16, 17, 22
コンビネーション	119	ホメオパス	10, 26
コンプレクシスト	80	ホモトキシコロジー	119
サミュエル・ハーネマン(ハーネマン)	16, 22, 23, 56, 84	ポリクレスト	162
サルコード	136	ホリスティック医学	17, 25
三大古典マヤズム	116	マチン科	183, 184
ジェームス・タイラー・ケント	24, 25, 57, 94, 124	マッシモ・マンジャラヴォリ	27
ジェレミー・シェアー	27	マテリア・メディカ	134
シミラー	103	マヤズム	115, 116, 117
シミリマム	100	慢性病	112
ジャン・ショルテン	26, 137, 171	ミッシャ・ノーランド	26
ジョージ・ヴィソルカス	26, 77	モダリティ	144
症状の全体像	74, 76	ユニシスト	80
シリカ	45, 192	ラケシス	42, 176
シングル・メディスン	80, 155	ラジャン・サンカラン	27, 78, 137, 171
振とう	23, 88	リコポディウム	44
スーパーバイザー	10, 13	類似の法則	16, 20, 23, 56
スーヤ	48	類似療法	86
数値評価分析表	127	ルス・トクス	196
スタフィザグリア	46	レパートリー	124, 129
セピア	43	レメディ	14, 16, 20, 61, 89, 135
セルフケア	4, 5, 8	ロジャー・モリソン	26
センテシスマル（C）	89	S.R.P(STRANGE RARE PECULIAR)	110, 147

●参考文献

- An Insight into Plants (volume 1 & 2)｜Rajan Sankaran著｜Homeopathic Medical Publishers
- Desktop guide to keynotes and confirmatory symptoms｜Roger Morrison著｜Hahnemann Clinic Publishing
- Essence of MATERIA MEDICA｜George Vithoulkas著｜B. Jain Publishers Pvt. Ltd.
- Everybody's Guide to HOMEOPATHIC MEDICINES｜Stephen Cummings, Dana Ullman著｜Jeremy P. Tarcher/Penguin
- The Genius of Homeopathy｜Stuart Close著｜B. Jain Publishers Pvt. Ltd.
- Homeopathic Remedy Guide｜Robin Murphy著｜Hahnemann Academy of North
- Homeopathy and Minerals｜Jan Scholten著｜Stichting Alonnissos
- ORGANON of the MEDICAL ART｜Samuel Hahneman著｜Wenda Brewster O'Reilly編
- Synthesis Repertorium, Edition 7｜Frederik Schroyens著｜Homeopathic Book Publishers London
- The Complete Family Guide to Homeopathy｜Christopher Hammond著｜Studio
- The New Synoptic One｜Frans Vermeulen著｜Emryss bv Publishers
- The Soul of Remedies｜Rajan Sankaran著｜Homeopathic Medical Publishers
- The Spirit of Homeopathy｜Rajan Sankaran著｜Homeopathic Medical Publishers｜『ホメオパシーの真髄』｜ラジャン・サンカラン著｜渡辺奈津訳｜源草社
- The Science of Homeopathy｜George Vithoulkas著｜『ヴィソルカス教授の サイエンス・オブ・ホメオパシー（上／理論編）』｜ジョージ・ヴィソルカス著｜秋山賢太郎訳 IACHジャパン出版局監修｜発売：国際語学社　発行：アルマット｜『ヴィソルカス教授の サイエンス・オブ・ホメオパシー（下／実践編）』｜ジョージ・ヴィソルカス著｜秋山賢太郎訳 IACHジャパン出版局監修｜発売：国際語学社　発行：アルマット
- 『ガンではなくガン患者を癒す新しい医学 ホメオパシー』｜中村裕恵著｜メタモル出版
- 『クラシカル・ホメオパシー・ガイド』｜渡部奈津著｜源草社
- 『ホメオパシー医学哲学講義』｜ジェームズ・タイラー・ケント著｜松本丈二・永松昌泰訳｜緑風出版
- 『ドイツ「素人医師」団—人に優しい西洋民間療法(ホメオパティー)』｜服部伸著｜講談社
- 『ホメオパシー医学への招待—現代医学を超えた21世紀の代替療法』｜松本丈二著｜フレグランスジャーナル社
- 『ハーブ大全』｜リチャード・メイビー 著｜神田シゲ・豊田正博共訳｜御影雅幸解説｜小学館
- 『はじめてのホメオパシー』｜中村裕恵監修｜地球丸
- 『ホメオパシー セルフケアBOOK』｜中村裕恵監修｜新星出版社
- 『ホメオパシー大百科事典』｜アンドルー・ロッキー著｜大槻真一郎日本語版監修｜産調出版

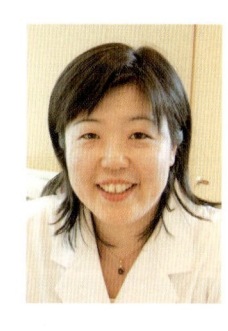

●著者紹介

中村裕恵（なかむら・ひろえ）

1992年、東京女子医科大学医学部卒業。同付属病院消化器内科、国立東京医療センター総合診療科を経て、都内診療所勤務医となる。その間に統合医療の道を志し、洋の東西を越えた自然療法を国内外で学ぶ。2003年より統合医療ビレッジ在籍。現在、統合医療ビレッジグループ自然療法部門センター長を務め、ホメオパシーをはじめとした自然療法の研究会であるナチュラル・レメディ研究会を主宰する。

統合医療ビレッジ（統合医療としての問い合わせ先）
〒102-0085
東京都千代田区六番町6-5六番町アンドロイドビル
TEL:03-3222-1055　E-mail:info@im-village.com

ナチュラル・レメディ研究会
（ホメオパシーを主とした問い合わせ先）
（スピリファ自由が丘内）
〒158-0083
東京都世田谷区奥沢7-10-15
TEL:03-5758-0097　E-mail:info@spiripha.co.jp

ホメオパシー バイブル

2007年7月25日　初版発行

著　者　中　村　裕　恵
発行者　富　永　靖　弘
印刷所　（有）T P S 21

発行所　東京都台東区　株式　新星出版社
　　　　台東4丁目7　会社
〒110-0016　☎03(3831)0743　振替00140-1-72233
URL http://www.shin-sei.co.jp/

Ⓒ Hiroe Nakamura 2007　　　　　　Printed in Japan

ISBN978-4-405-09149-8